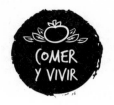

CONSEJOS Y RECETAS **ANTI**

# FIBROMIALGIA

MARIONA GUMMÀ

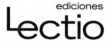

ediciones
Lectio

Primera edición: octubre de 2018

© del texto: Mariona Gummà

© de la edición:
9 Grupo Editorial
Lectio Ediciones
C/ Mallorca, 314, 1º 2ª B – 08036 Barcelona
Tel. 977 60 25 91 – 93 363 08 23
lectio@lectio.es
www.lectio.es

Diseño y composición: 3 x Tres

Impresión: Romanyà Valls, SA

ISBN: 978-84-16918-46-1

DL T 1183-2018

# 1 ► CONCEPTOS BÁSICOS

## ► ¿QUÉ ES LA FIBROMIALGIA?

Se postula que la "primera fibromiálgica famosa" fue la pintora Frida Kahlo, que explicaba su padecimiento con la frase: "No estoy enferma..., estoy rota."

Definir esta enfermedad ha sido una ardua tarea que no se consiguió culminar hasta hace relativamente poco tiempo, en 1990, cuando el American College of Rheumatology fijó los criterios diagnósticos para englobar una serie de enfermos que hasta aquel momento se habían designado como "reumáticos musculares" o "reumáticos psicógenos".

Es decir, que la fibromialgia es prácticamente un "recién nacido", la "enfermedad desconocida", de la que ignoramos muchas características fundamentales para su óptimo manejo.

La fibromialgia es un síndrome clínico que se caracteriza por un dolor crónico generalizado, predominantemente en músculos, tendones, articulaciones y zonas viscerales.

La OMS la define como un "reumatismo no especializado".

Su alta prevalencia la convierte en un problema de salud pública importante. Su amplia variabilidad y las numerosas incógnitas que presenta la hacen una enfermedad de difícil abordaje. Y los fibromiálgicos los eternos incomprendidos... Afecta dramáticamente la calidad de vida y la actividad cotidiana de los enfermos y es de difícil manejo debido a su complejidad.

## ► ¿CÓMO SE HACE EL DIAGNÓSTICO DE LA FIBROMIALGIA?

El diagnóstico de esta enfermedad se hace por exclusión; esto significa que la fibromialgia se diagnostica cuando han sido descartadas otras posibilidades. Cuando existe sintomatología clara de **hipersensibilidad al dolor** y se descarta clínica y biológicamente cualquier enfermedad general, hormonal, autoinmune o metabólica, se le da nombre de *fibromialgia*.

Esto hace que, en muchos casos, el enfermo de fibromialgia pase por un calvario de pruebas y especialistas antes de ser diagnosticado.

Suele acompañarse de otros síntomas, como cansancio extremo, trastornos del sueño, trastornos de ansiedad y depresión, dolores de cabeza, colon irritable, menstruaciones dolorosas, dolor mandibular y orofaríngeo, dificultades en la concentración y memoria, etc.

La Sociedad Española de Reumatología asegura que casi el 2,5% de la población española la sufre. Suele ser especialmente frecuente en mujeres —22 mujeres por cada hombre diagnosticado— y se da sobre todo en la edad media de la vida, entre los 30 y los 50 años.

Suele aparecer progresivamente, en forma de episodios de dolor muscular y de tendones que no se resuelven con los tratamientos habituales o que reaparecen al cabo de un tiempo. Suelen coexistir con trastornos del sueño, con sueño no reparador, con rigidez matutina, con ansiedad y depresión en grado variable.

Los criterios diagnósticos, fijados en 1990 por el American College of Rheumatology, son:

**1.** Dolor en 11 o más de los puntos definidos (*tender points*), desencadenado al aplicar una fuerza de 4 kg/cm.

**2.** No existencia de una enfermedad general que pueda explicar la hipersensibilidad al dolor (miopatías, enfermedades autoinmunes, enfermedades endocrinas, enfermedades metabólicas).

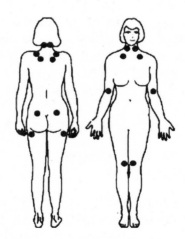

*Esquema puntos de hipersensibilidad*
*o* tender points

| 1. ¿Ha sido usted capaz de | | Siempre | La mayoría de las veces | En ocasiones | Nunca |
|---|---|---|---|---|---|
| a | Hacer la compra? | 0 | 1 | 2 | 3 |
| b | Hacer la colada, con lavadora? | 0 | 1 | 2 | 3 |
| c | Preparar la comida? | 0 | 1 | 2 | 3 |
| d | Lavar a mano los platos y los cacharros de cocina? | 0 | 1 | 2 | 3 |
| e | Pasar la fregona, la mopa o la aspiradora? | 0 | 1 | 2 | 3 |
| f | Hacer las camas? | 0 | 1 | 2 | 3 |
| g | Caminar varias manzanas? | 0 | 1 | 2 | 3 |
| h | Visitar amigos o parientes? | 0 | 1 | 2 | 3 |
| i | Subir escaleras? | 0 | 1 | 2 | 3 |
| j | Utilizar transporte público? | 0 | 1 | 2 | 3 |

2. ¿Cúantos días de la última semana se sintió bien?

0    1    2    3    4    5    6    7

3. ¿Cuántos días de la última semana dejó de hacer su trabajo habitual, incluido el doméstico, por causa de la fibromialgia?

0    1    2    3    4    5    6    7

*En las siguientes preguntas, ponga una cruz en el punto de la línea que mejor indique cómo se sintió en general DURANTE LA ÚLTIMA SEMANA*

4. En su trabajo habitual, incluido el doméstico, ¿hasta qué punto el dolor y otros síntomas de la fibromialgia dificultaron su capacidad para trabajar?

Sin dificultad                              Mucha dificultad

0    1    2    3    4    5    6    7    8    9    10

5. ¿Cómo ha sido de fuerte el dolor?

Sin dolor                              Dolor muy fuerte

0    1    2    3    4    5    6    7    8    9    10

6. ¿Cómo se ha encontrado de cansada?

Nada cansada                              Muy cansada

0    1    2    3    4    5    6    7    8    9    10

7. ¿Cómo se ha sentido al levantarse por las mañanas?

Descansada                              Muy cansada

0    1    2    3    4    5    6    7    8    9    10

8. ¿Cómo se ha notado de rígida o agarrotada?

Nada rígida                              Muy rígida

0    1    2    3    4    5    6    7    8    9    10

9. ¿Cómo se ha notado de nerviosa, tensa o angustiada?

Nada nerviosa                              Muy nerviosa

0    1    2    3    4    5    6    7    8    9    10

10. ¿Cómo se ha sentido de deprimida o triste?

Nada deprimida                              Muy deprimida

0    1    2    3    4    5    6    7    8    9    10

Versión castellana del "Fibromyalgia Impact Questionnaire" citado en el *Nou model d'atenció a la fibromiàlgia i la síndrome de la fatiga crònica* publicado por el Departament de Salut de la Generalitat de Catalunya (abril 2006).

Fuente: RIVERA, J. y GONZÁLEZ, T. "The Fibromyalgia Impact Questionnaire: A validated Spanish version to assess the health status in women with fibromyalgia". *Clinical and Experimental Rheumatology On Line*, septiembre-octubre 2004, 22 (5): 554-560.

Los dolores más frecuentes son en columna cervical y lumbar, en hombros, en codos, en manos y en rodillas. El dolor es también nocturno y, con frecuencia, se acompaña de rigidez matutina.

La vivencia del dolor puede ser muy intensa y suele responder mal a los analgésicos y antiinflamatorios habituales.

La discapacidad que provoca es variable y puede ir desde vida normal con bajas esporádicas hasta incapacitación para la vida diaria.

La herramienta más usada para valorar la afectación de la enfermedad sobre la calidad de vida de los pacientes es la escala de Fibromyalgia Impact Questionnaire, que da una idea bastante aproximada del impacto que la enfermedad tiene sobre la vida del paciente, muy variable de una persona a otra y muy variable también en el tiempo, ya que la enfermedad suele cursar a brotes.

## ▶ ¿QUÉ CAUSA LA FIBROMIALGIA?

Las causas de la fibromialgia se desconocen.

Existen diferentes teorías, importantes desde el punto de vista que nos proporcionan "pistas" que nos ayudan a deducir y defender las recomendaciones de tratamiento y estilo de vida.

Una de las teorías más aceptadas es la del modelo de "sensibilización central": las señales del dolor son amplificadas por el sistema nervioso central; el dolor se potencia como señal enviada al cerebro en respuesta a un estímulo mínimo.

Se sabe que las personas con fibromialgia presentan una hipersensibilidad a diferentes estímulos: al dolor, al tacto, al calor, al frío, a diferentes sustancias químicas, a la luz, al ruido o al gusto.

No sólo existe una hipersensibilidad nerviosa, más fácilmente activada, que manda señales de dolor al cerebro, sino que parece haber una pérdida de la habilidad para interrumpir estas señales y regularlas. Aparece un círculo vicioso de estimulación del dolor de manera repetitiva.

No se conoce la causa de esta hipersensibilidad, pero parece que incluye alteraciones en el procesamiento de las señales sensitivas tanto a nivel periférico como central: una alteración a nivel de los receptores periféricos y una alteración de los mecanismos reguladores del procesamiento de la señal dolorosa a nivel de la médula espinal.

En el interrogatorio, suelen detectarse más casos de fibromialgia en la familia y es frecuente encontrar historias familiares de dolor crónico en abuelas, madres o hermanas, lo que abre la puerta a la hipótesis de una posible susceptibilidad genética.

En muchos casos se detecta un hecho traumático detonante, una caída o un accidente, y una historia previa de estrés psicológico. La persistencia de estrés a lo largo del tiempo en pacientes genéticamente susceptibles podría explicar el desarrollo de alteraciones neuroquímicas centrales que contribuirían a la sensibilización central del dolor.

Mediante técnicas de neuroimagen se ha constatado una alteración del procesamiento de las señales dolorosas en pacientes con fibromialgia. Se han detectado niveles bajos de algunas sustancias importantes en la regulación del dolor, particularmente la serotonina. La serotonina es un neurotransmisor que se encuentra en el cerebro y su misión, entre otras, es regular la intensidad con la que se percibe el dolor. Tiene también un papel fundamental en la regulación del humor y la ansiedad y muchas depresiones se tratan con fármacos que actúan aumentando los niveles de serotonina.

Se han detectado también niveles elevados de sustancias productoras o transmisoras de dolor, tanto a nivel cerebral y de médula espinal como de receptores periféricos (como la sustancia P, que es una molécula que se encuentra en la médula espinal y que actúa como intermediaria en la recepción del dolor desde la periferia hacia los centros superiores, o la proteína Cinasa G o PCG).

Así pues, la fibromialgia parece ser una enfermedad multicausal en la que el estrés mantenido en personas susceptibles genéticamente puede dar lugar a alteraciones a nivel del sistema nervioso central y periférico que darían lugar a la amplificación y la generalización del dolor, junto con los constantes trastornos psicológicos de ansiedad y depresión que acompañan el hecho de sufrir la enfermedad.

Algunos expertos la definen como una "hipertensión del sistema de procesamiento del dolor".

Algunos investigadores sospechan que podría estar desencadenada por una infección vírica y algunas hipótesis barajan el virus de Epstein-Barr o el virus del herpes humano tipo 6. Estas hipótesis no han sido confirmadas.

# ▶ ¿CUÁLES CON LOS SÍNTOMAS MÁS FRECUENTES EN LA FIBROMIALGIA?

Las manifestaciones y su severidad varían mucho de un caso a otro, incluso, de una temporada a otra.

Los síntomas más comunes y más extendidos son:

**1.** *Dolor*

Suele ser un dolor generalizado. Puede ir acompañado de otros síntomas neurológicos, como hormigueo, ardor, sensación de adormecimiento, etc.

Suele intensificarse con la sobreactividad, el sueño no reparador, la ansiedad, el estrés y los cambios atmosféricos.

La intensidad del dolor suele fluctuar a lo largo del tiempo, pero normalmente nunca desaparece por completo. Suele ser más intenso por la mañana, hora en la que suele acompañarse de rigidez muscular.

**2.** *Problemas de sueño*

Abarca un amplio abanico, desde insomnio de conciliación (dificultad para coger el sueño) hasta insomnio de mantenimiento o despertares frecuentes, y suele ser muy común que el sueño no tenga efecto reparador.

Además, se ha comprobado que dormir menos de 6 horas diarias eleva los niveles de moléculas inflamatorias en sangre, con lo que esto agrava los síntomas de dolor y malestar. Esto hace que su estudio y tratamiento sea importante, ya que estos problemas de sueño pueden incrementar el dolor crónico.

**3.** *Fatiga*

Definida como una profunda sensación de agotamiento.

Puede manifestarse también como desgana, somnolencia, disminución de la tolerancia a la actividad física, etc.

Casi el 70% de los pacientes refiere una fatigabilidad de moderada a intensa, con oscilaciones durante el día y episodios de agudización breve o "crisis de agotamiento" que mejoran con el reposo.

Sólo el 8% de los pacientes con fibromialgia cumple los criterios diagnósticos del CDC para el síndrome de fatiga crónica, caracterizado por una fatiga intensa a mínimos esfuerzos, persistente y que no mejora con el reposo.

**4.** *Dificultades cognitivas*

Suele explicarse por parte de los pacientes como "niebla mental" o "fibroniebla". Se manifiesta de diferentes maneras, pero las más frecuentes suelen ser sensación de confusión mental, búsqueda de palabras, lapsus de memoria, dificultad de concentración, etc.

**5.** *Otros*

Aunque la variedad es muy amplia, existen síntomas que coinciden en muchos de los casos, como la ansiedad y cierto grado de depresión, cefaleas tensionales o migrañas, dolor mandibular, tintineo en los oídos, mareos, *rash*, fotosensibilidad, ojos y boca seca, sensibilidad química, síndrome de la vejiga irritable y tireopatías.

## ▶ ¿EXISTE UN TRATAMIENTO IDEAL PARA LA FIBROMIALGIA?

Es importante saber que no existe cura para esta enfermedad, sólo distintas estrategias y tratamientos que tienen como objetivo primordial aliviar el malestar y aumentar la calidad de vida de la persona con fibromialgia.

Se aboga por un abordaje multidisciplinar, en el que se utilizan diferentes técnicas y estrategias para facilitar la vida; el tratamiento se concentra en el control de los síntomas.

"Hay dos formas de ver la vida: una, creer que no existen los milagros; la otra, creer que todo es un milagro" (Einstein). Esperar un "tratamiento mágico" que cure la enfermedad es muy poco realista, por lo que las medidas de control deben basarse en la información al paciente y su entorno, con el objetivo de conseguir su implicación en adquirir un estilo de vida que posibilite tomar la menor medicación posible y conseguir una mejor calidad de vida.

Es importante que la persona con fibromialgia sea consciente de la necesidad de implicarse en su mejoría en lugar de esperar un tratamiento milagroso que solucione sus problemas.

Podríamos estructurar el abordaje de la enfermedad en una serie de pilares básicos:

**1.** *El ejercicio*

El objetivo del ejercicio en el tratamiento de la fibromialgia es disminuir el dolor y la rigidez y mejorar la condición física.

Se recomienda un mínimo de tres horas de actividad física a la semana, con una combinación de ejercicio que incluya un ejercicio aeróbico de baja intensidad y adaptado al gusto de cada persona. El baile puede ser una buena opción, ya que suele ser una buena terapia a todos los niveles, pero debe ser del agrado del paciente.

El programa debe incluir entrenamiento para reforzar la columna vertebral, punto especialmente afectado, y sesiones de relajación (idealmente en piscina terapéutica con agua caliente).

Es importante tener en cuenta una progresión muy lenta en el diseño del programa, ya que muchos de los pacientes se encuentran en malas condiciones físicas al empezar a hacer ejercicio.

**2.** *Las terapias cognitivo-conductuales*

Con ellas se consigue un mejor control del dolor, la ansiedad y el estrés, un punto muy importante en el bienestar del paciente. Como defiende Hamerling, "la alegría es la mejor enfermera".

**3.** *El tratamiento de los síntomas puntuales*

Si existe bruxismo con dolor mandibular, las placas de descarga nocturna pueden ayudar.

El tratamiento de la ansiedad y la depresión pueden beneficiarse de un soporte psiquiátrico y/o psicológico.

Si hay sequedad de ojos, las lágrimas artificiales pueden ayudar a minimizar las molestias.

**4.** *Los fármacos*

El resultado del tratamiento farmacológico suele ser decepcionante, aunque existen subgrupos de pacientes en los cuales los medicamentos son parcialmente efectivos.

Los medicamentos suelen utilizarse para controlar el dolor, mejorar el sueño, combatir la depresión, etc. La respuesta es muy variable y su efectividad depende de cada caso.

Es importante tener presente que la hipersensibilidad generalizada que presentan los pacientes condiciona su baja tolerancia a los fármacos y que es deseable conseguir mejoras con el mínimo e imprescindible número de medicamentos.

La polimedicación indiscriminada es uno de los problemas frecuentes. Y llega un momento en que es imposible discernir qué es la enfermedad y qué son los efectos adversos de la medicación.

Los fármacos más utilizados son los antidepresivos, los analgésicos, algunos anticonvulsivos, los corticoides, la melatonina y la calcitonina.

**5.** *La dieta*

Las actuales recomendaciones incluyen unas normas de alimentación equilibrada y sana que evite, en lo posible, los aditivos químicos.

Sobre ella hablaremos a lo largo de este volumen.

# 2 ESTILO DE VIDA

## ▶ ¿EXISTE LA DIETA MÁGICA PARA LA FIBROMIALGIA?

Estamos hablando de una enfermedad crónica, lo que significa que no tiene cura y que debemos adaptar nuestra vida a los límites que nos impone, que afectará a muchos aspectos de nuestra vida.

Además, la fibromialgia es una enfermedad tremendamente variada, en la que cada persona tiene una "enfermedad diferente", en la que los síntomas varían en el patrón y en el grado de severidad, en la que existen variaciones en el tiempo, ya que el curso de la enfermedad puede ser relativamente estable o fluctuar en períodos con síntomas severos y períodos de remisión. Es decir, que cada persona es un mundo y cada enfermo es diferente. Tratamos con una enfermedad poliédrica, con múltiples caras.

Para complicar más el asunto, muchas veces coexiste con otras enfermedades crónicas, como el síndrome de fatiga crónica, la artritis, la depresión, alergias a alimentos o productos químicos, el síndrome de colon irritable, lupus, apneas, problemas tiroideos, etc.

Todo esto hace que cada situación sea única y que resulte una tarea muy difícil dar unas pautas válidas para todos los casos.

La forma en que vivimos una enfermedad crónica puede cambiar los efectos que tiene sobre nosotros e, incluso, puede modificar el curso de la enfermedad.

Este volumen no pretende dar la fórmula mágica para curar la fibromialgia, ya que está claro que de momento la cura no existe. Lo que sí pretende es proporcionar una serie de herramientas que mejoren la calidad de vida de los afectados, incidiendo en un aspecto tan importante como la alimentación.

Como dijo el Dr. Charles Lapp, eminencia en el campo de la fibromialgia, "para tratar esta enfermedad no hay medicamento, poción, suplemento, hierba o dieta que pueda siquiera competir con el cambio del estilo de vida".

Está claro que el objetivo principal de cualquier medida terapéutica es aumentar la calidad de vida. Se trata de encontrar estrategias para sentirse mejor, reducir el dolor y el malestar y disminuir el estrés. Y la alimentación es un pilar básico para conseguir estos objetivos.

Tú, lector, eres la fuente más fiable sobre tu enfermedad. Con toda seguridad sabes más de ella que los profesionales que te asisten, por lo que debes convertirte en el gestor de tu día a día. Vives y convives con ella cada minuto. Conoces lo que te ayuda y lo que te empeora. Debes experimentar para encontrar lo que más te funciona; observarte y escucharte para saber lo que más te conviene.

Dada la naturaleza de esta enfermedad y lo poco que conocemos de ella, lo mejor es disponer de un abordaje flexible y, sabiendo que no hay fórmulas estándar, buscar el estilo y el remedio mejor adaptado a cada momento. Las recomendaciones deben seguirse con el método ensayo-error y personalizarse en cada caso. Deben ser individualizadas y evolucionar en respuesta a las circunstancias. Debemos ser plenamente conscientes que algunos abordajes funcionan mejor en algunos momentos y en algunas personas.

Lo que pretende este volumen es ofrecer herramientas y estrategias para que utilices las que mejor se adapten a tu situación, siempre en el marco de una alimentación equilibrada. No pretenden ser un "tratamiento alternativo" de la fibromialgia, su objetivo es ayudarte a cuidarte.

## ▶ LOS DESAFÍOS

La alimentación equilibrada es la base para el enfoque de la dieta en la fibromialgia, pero las personas con fibromialgia se enfrentan a diferentes "desafíos" o retos que condicionan su alimentación y que deben tenerse en cuenta:

### 1. INTOLERANCIAS Y/O ALERGIAS ALIMENTARIAS

- Son muy individualizadas y personalizadas.
- Pueden manifestarse con distintos síntomas con intensidades variables:
  - Acidez
  - Gases y flatulencia
  - Náuseas
  - Diarrea
  - Estreñimiento

- Dolor de cabeza
- Dolor muscular
- Fatiga
- Las intolerancias más frecuentes son a:
  - Alcohol
  - Cafeína (café y té)
  - Edulcorantes y azúcar
  - Aditivos alimentarios: glutamato monosódico, conservantes, colorantes y saborizantes artificiales
  - Otros: frutas, lácteos, huevos, soja, trigo, tomates, patatas, etc.
- Para detectarla hay que ejercer como "detectives" y averiguar cuál o cuáles son los alimentos causantes de esta intolerancia. Sería el primer paso: identificar el/los alimentos que causan problemas.
- Una vez identificado, debe eliminarse de la dieta durante un período superior a una semana y, posteriormente, reintroducirlo (uno a uno si se trata de varios alimentos) para confirmar la intolerancia.
- Una vez identificado él o los "causantes", existen dos formas de manejo posibles:
  - *a)* *Dieta de evitación*: consiste en eliminar el alimento en cuestión de la dieta de forma total. Con algunos alimentos poco extendidos es fácil y tiene sentido, pero no resulta una medida recomendada para todos.
  - *b)* *Dieta de rotación*: consiste en espaciar el consumo del alimento en cuestión, comiéndolo de manera esporádica, cada 4, 5, 6 o 7 días.
- Como norma general, es mejor evitar los alimentos precocinados y tener en cuenta la información nutricional y de ingredientes de las etiquetas de los alimentos envasados.

## 2. ENFERMEDADES CONCOMITANTES

Como ya hemos comentado, muchos de los fibromiálgicos sufren también otras enfermedades que pueden condicionar la alimentación: el síndrome del colon irritable, infecciones por cándidas, enfermedad celíaca, intolerancia a la lactosa, etc.

En cada caso, la dieta deberá "adaptarse" a estas patologías.

## 3. POCA ENERGÍA Y FALTA DE APETITO

Suele ser un problema común en la fibromialgia y debemos tener algunas estrategias para que esto no nos impida seguir una dieta equilibrada. Una alimentación completa y variada es fundamental para mantener no sólo el equilibrio físico, sino también el emocional. Sin embargo, el hecho de organizar y elaborar las comidas a diario puede convertirse en un gran generador de estrés. El mayor reto es combinar el tiempo-trabajo-familia con el buen ánimo en un contexto de malestar y cansancio.

Algunos recursos podrían ser:

*a*) Preparar las comidas por adelantado, aprovechando las horas o los días en que nos encontramos con mayor energía o tenemos menos dolor.

*b*) Buscar ayuda externa en la preparación de las comidas.

*c*) Utilizar la comida congelada o conservada adecuadamente, idealmente preparada con antelación por nosotros o por alguien que nos ayude. Las comidas que se venden ya preparadas suelen contener aditivos que sería mejor evitar. Lo ideal es que nosotros mismos o alguien de nuestro entorno preparemos nuestra propia "comida preparada".

*d*) Programar y planificar. Saber qué nos toca comer implica haber organizado la compra y tener un mínimo de estructuración en los menús diarios o semanales. La improvisación no suele ser buena consejera de la dieta sana, ya que suele regirse por impulsos y depende mucho del estado de ánimo del momento. Programar los menús teniendo en cuenta la variedad, las preferencias, la temporada y las posibilidades del cocinero ayuda mucho en los momentos de cansancio y estrés.

*e*) Preparaciones culinarias sencillas y fáciles que requieran poco tiempo y poco esfuerzo, que sean sabrosas y sanas al mismo tiempo. Los platos cómodos y sabrosos son indispensables, sin olvidar que comer es uno de los mayores placeres de la vida. Lo ideal es que no deban ser "recetas especiales", sino que puedan compartirse con familia y amigos.

## 4. NECESIDAD DE MANTENER UN PESO SALUDABLE Y ADECUADO

- La fibromialgia afecta sobre todo a mujeres entre los 35 y los 55 años. Ésta es la edad del climaterio o perimenopausia, en que a muchas mujeres les es difícil mantenerse en un peso adecuado y tienden a ganar peso a expensas de un aumento de la masa grasa.
- Se ha demostrado que el acúmulo excesivo de grasa en el organismo favorece la secreción de moléculas inflamatorias, lo que agravaría la clínica de dolor generalizado en el afectado de fibromialgia. Es decir, el sobrepeso agrava la sintomatología.

- El cansancio y el dolor dificultan el estilo de vida activo y favorecen el sedentarismo. Éste, a su vez, favorece el exceso de peso, con lo que se entra en un círculo vicioso difícil de romper.
- La dieta del paciente con fibromialgia debe ser adecuada, en cuanto a valor calórico, al mantenimiento de un peso corporal lo más cerca a la normalidad posible, con lo que es importante evitar comidas muy calóricas que favorezcan este sobrepeso.

En el día a día, nuestro organismo consume mucha energía: al hablar, correr, respirar, pensar, digerir... Incluso en actividades en las que no nos lo parece, realizamos un gasto calórico, como es el caso de permanecer de pie, trabajar sentado en la oficina o dormir. Y toda esa energía que gastamos, y que medimos en calorías, nos la dan los alimentos. Lo ideal es que la ingesta de calorías sea la misma que gastamos, ya que el balance energético, como su nombre indica, es un equilibrio en el que no debe existir déficit ni superávit calórico.

## ▶ PROBLEMAS PUNTUALES

Durante el curso de la enfermedad es frecuente que aparezcan diferentes situaciones puntuales que requieran una adaptación temporal específica de la dieta, como en el resto de mortales. En esos casos, las recomendaciones nutricionales no difieren de las de la población general.

Si aparece **estreñimiento**, debemos aumentar la fibra de la alimentación y cuidar especialmente la hidratación. Las frutas frescas, las verduras y hortalizas, las legumbres y los cereales integrales son los alimentos más recomendables para esta situación.

Por el contrario, si aparece un cuadro de **diarrea**, debemos potenciar una alimentación a base de leche sin lactosa, yogur natural desnatado, queso fresco, pescado blanco, carne blanca, zanahoria cocida, plátano maduro, manzana cocida, membrillo, arroz y sémola de arroz hervida, patata hervida y pan tostado.

La **sequedad de boca** también suele presentarse con frecuencia. En este caso recomendaremos preparaciones culinarias como purés, cremas, sopas, gelatinas, sorbetes, *mousses*, helados cremosos, etc. Y evitaremos los alimentos secos y empalagosos.

Si las **cefaleas** son muy frecuentes o muy inhabilitantes, deberíamos limitar o disminuir los aditivos alimentarios y los nitritos presentes en salsas, sopas, platos precocinados, carnes curadas y embutidos. Los alimentos relacionados con más frecuencia con el dolor de cabeza suelen ser la cebolla, las naranjas, los frutos secos, el chocolate, los quesos, los embutidos, el vino y la cerveza. Debemos descartar de manera individual la relación de la cefalea con la ingesta de estos alimentos.

# 3 PAUTAS ALIMENTARIAS EN LA FIBROMIALGIA

## ▶ ¿QUÉ ALIMENTOS DEBEMOS TENER EN CUENTA EN LA FIBROMIALGIA?

Ya Hipócrates apuntaba, con su famosa frase, "deja que tu alimento sea tu medicina".

Algunos alimentos pueden aliviar y actuar como coadyuvantes de fármacos analgésicos y antiinflamatorios, mientras que otros pueden empeorar la situación. La inflamación, las citoquinas, las neurohormonas y el estrés oxidativo juegan un papel relevante en la persistencia de las condiciones de dolor. Y parece ser que muchos aspectos relacionados con la inmunidad y con la función neuroendocrina pueden ser modificados por factores dietéticos como los polifenoles, las saponinas, los esteroles y otros nutrientes antioxidantes que forman parte de alimentos comunes. En pocas palabras, lo que comemos influye, y mucho, en los estados de bienestar y salud de nuestro cuerpo.

En cualquier caso, los cambios dietéticos funcionan a largo plazo. Una intervención nutricional puede tardar semanas e, incluso, meses en dar algún resultado y éstos son difíciles de valorar de manera aislada. Sería más correcto hablar de cambio de estilo de vida y de hábitos alimentarios que de "alimentos medicina" o "dieta milagro".

Las causas finales de la fibromialgia, como hemos visto, se desconocen, lo que aún complica más definir unas pautas concretas de alimentación.

## ▶ ¿EXISTEN LOS "ALIMENTOS ANTIDOLOR"?

En un artículo recientemente publicado en el *Clinical Nutrition Insight* titulado "Reducción del dolor mediante cambios dietéticos", los autores llegan a la conclusión de que es necesario trabajar más para llegar a establecer protocolos de tratamiento dietético en el alivio del dolor. No obstante, desde los centros de investigación se están dando cada vez más claves para seguir ahondando en ello. La mayoría de los autores defienden que la inflamación y el estrés oxidativo juegan un papel importante en el dolor crónico. De lo que se deduce que su control puede influir en la intensidad del dolor. La dieta puede ser un buen método de control tanto de la inflamación como del estrés oxidativo.

## ▶ ALIMENTACIÓN E INFLAMACIÓN

El contenido de grasas de la alimentación influye de manera clara en el proceso de inflamación, principalmente a través de unas moléculas llamadas *prostaglandinas.*

Las prostaglandinas tienen un papel fundamental en el proceso inflamatorio. Son sustancias parecidas en su estructura a las hormonas. Regulan la actividad de las células diariamente y, entre otras funciones, ejercen de mediadoras en los procesos inflamatorios. En estos procesos tienen funciones contrapuestas según el tipo de prostaglandina.

Son sustancias de carácter lipídico derivadas de los ácidos grasos. Y la principal fuente de ácidos grasos son los alimentos. Es muy importante que la dieta tenga un equilibrio entre los distintos tipos de ácidos grasos esenciales para que exista también un equilibrio entre los diferentes tipos de prostaglandinas y favorecer así el predominio de las prostaglandinas antiinflamatorias. Como decía Brillat-Savarin, "dime lo que comes y te diré quién eres".

Existen unas treinta prostaglandinas diferentes que se agrupan en tres familias, dependiendo del ácido graso del que proceden.

Las **prostaglandinas de la serie 1** se forman a partir de un ácido graso poliinsaturado omega-6 (el ácido linoleico) que se encuentra en alimentos como las semillas de girasol, las semillas de calabaza, los frutos secos, la soja y el sésamo. Son prostaglandinas antiinflamatorias.

Las **prostaglandinas de la serie 2** son proinflamatorias. Se originan a partir de un ácido graso llamado *ácido araquidónico.* El ácido araquidónico se puede obtener a través de dos fuentes: se puede fabricar a partir del ácido linoleico, pero también se puede obtener de la dieta, de la carne y de los alimentos de origen animal.

Las **prostaglandinas de la serie 3** son antiinflamatorias. Se originan a partir de grasas omega-3 (ácido alfalinolénico). Éste se encuentra en el aceite de lino, el aceite de cártamo, las nueces y los vegetales de hoja verde. También a partir de otra grasa omega-3 (el ácido eicospentaenoico, EPA), que se encuentra en los pescados azules como el salmón, la trucha, el atún o las sardinas y en algunas algas.

Por lo tanto, una dieta rica en grasas omega-3 reduce la inflamación, mediante el aumento de la síntesis de prostaglandinas antiinflamatorias. Sería recomendable aumentar la ingesta de pescado azul, aceite de lino y vegetales de hoja verde como espinacas, acelgas, coles de Bruselas, berros, canónigos, endibias, lechuga o perejil.

Por el contrario, el consumo excesivo de grasas saturadas como las de las carnes rojas tiene el efecto opuesto. Es decir, para disminuir la producción de prostaglandinas proinflamatorias debemos limitar la ingesta de carne roja, huevos y productos lácteos enteros.

Otros alimentos parecen tener también efectos antiinflamatorios independientes de las prostaglandinas, aunque su efecto no está claramente demostrado:

**1.** Las antocianinas de las cerezas se han revelado como acreditados antiinflamatorios.

**2.** Las isoflavonas de la soja se han mostrado eficaces contra la inflamación y la oxidación. Una de las funciones de las isoflavonas es inhibir una enzima, la lipooxigenasa, que convierte el ácido araquidónico en mediadores de la inflamación.

## ▶ ALIMENTACIÓN Y OXIDACIÓN

Los enfermos con fibromialgia presentan un incremento en sus valores de radicales libres y en sus procesos de estrés oxidativo, igual que ocurre en otras muchas patologías crónicas.

Los alimentos contienen una serie de sustancias que se caracterizan por sus propiedades **antioxidantes**, es decir, que nos protegen frente a los radicales libres.

Los principales antioxidantes de la dieta son:

- *Vitamina C*: esta sustancia **antioxidante** está presente en las frutas y las verduras de color verde y rojo, como el tomate, el pepino, el pimiento, los cítricos, las fresas o las cerezas.
- *Vitamina E*: se encuentra principalmente en alimentos como el aceite de oliva, de maíz y de girasol, los frutos secos y los cereales.
- *Carotenos*: los vegetales de color amarillo y naranja (zanahorias, calabaza, melocotón, albaricoque) son ricos en carotenos, precursores de la vitamina A.

- *Licopeno*: este **antioxidante** es responsable del color rojo del tomate.
- *Flavonoides*: conjunto de sustancias **antioxidantes** en los alimentos, como los polifenoles (café, cacao, chocolate, té, cerveza y vino), las isoflavonas (legumbres, principalmente la soja), los flavonoles (cebolla) y las antocianidinas (frutas rojas, como la grosella y las fresas).
- *Selenio*: sus principales fuentes son los alimentos como el marisco, la carne, los huevos y los cereales.
- *Zinc*: lo encontramos en el marisco, la carne, los cereales integrales, los huevos y las legumbres.
- *Cobre*: presente en alimentos como la carne, el pescado y el cacao.

## ▶ ALIMENTACIÓN Y SEROTONINA

La serotonina es el neurotransmisor de la serenidad y la relajación. Induce una regulación del humor, del sueño y del conjunto de los impulsos. Es la llamada *hormona de la felicidad*. Se han registrado evidencias de que los mecanismos serotoninérgicos modulan la agresividad, el humor y la sensibilidad al dolor.

Lo que comemos puede influir en el nivel de **serotonina**. Hay una serie de alimentos que contribuyen a aumentar los niveles de serotonina. Estos alimentos que fomentan la síntesis de serotonina son sobre todo los alimentos fuente de hidratos de carbono complejos, como la patata, los cereales y sus derivados (pasta, arroz, pan) o las legumbres.

Tan importante como la serotonina es el **triptófano**. Éste es un aminoácido esencial (un componente de las proteínas que no puede ser sintetizado por el organismo humano), clave en la síntesis de serotonina. Las principales fuentes alimentarias de triptófano son los huevos, los lácteos, las carnes y los pescados azules, así como las nueces (con una acción demostrada de mejora de la actividad motora) y los cereales integrales. La ingesta dietética de triptófano influye en la cantidad de serotonina en el plasma, el cerebro y los niveles en todo el cuerpo.

El metabolismo del triptófano es complejo. Requiere una cantidad adecuada de **vitamina B6** y **magnesio** para desempeñar su función de manera adecuada, por lo que las fuentes alimentarias de magnesio son también recomendables: frutos secos (pipas de girasol, sésamo, piñones, almendras, avellanas, nueces), legumbres (judías blancas, garbanzos), cereales integrales (quinoa, arroz integral, trigo, copos de avena) o frutas (plátano) y verduras (acelgas, espinacas, brécol).

También el chocolate contiene triptófano, así como feniletilamina, sustancia importante en la regulación del estado de ánimo. Existe la teoría de que los azúcares del chocolate aumentan el nivel de serotonina en el cerebro y, por esta razón, mejoran el estado de ánimo. Este alimento contiene variedad de compuestos químicos como metilxantinas (teobromina, cafeína y feniletilamina) y anandamida (con afinidad por los mismos receptores que los derivados del cannabis, como la marihuana), que intensifican las propiedades sensoriales de placer y bienestar.

## ▶ ALIMENTOS QUE NUTREN
### EL SISTEMA MUSCULOESQUELÉTICO

Dentro de la amplia gama de alimentos, hay algunos cuya presencia habitual en la dieta garantiza una saludable nutrición ósea, articular y muscular.

De ellos, destacan los alimentos fuente de **magnesio**, un elemento fundamental de la estructura ósea y de las membranas celulares. Es importante su equilibrio con el calcio, dado que la carencia de magnesio produce hipocalcemia e inhibe la síntesis de vitamina D activa, necesaria para la buena mineralización ósea. Son las verduras de hoja verde, las nueces y los frutos secos, las legumbres, los cereales integrales, el marisco y algunas frutas.

El **azufre** es un elemento también importante en este equilibrio. En el organismo, en mayor medida, está en forma de condroitín sulfato y de sulfato de glucosamina, sustancias que forman parte del colágeno. El colágeno es materia prima de tendones, cartílagos y ligamentos, elementos que participan en el funcionamiento de las articulaciones. Lo encontramos sobre todo en pescados, aves y carnes magras.

El **silicio**, a nivel articular, participa en la síntesis de elastina y de colágeno, que permiten la elasticidad de la membrana sinovial y contribuyen a reducir los procesos inflamatorios. Este oligoelemento está implicado en el metabolismo óseo al optimizar la fijación del calcio y del magnesio en los huesos y estimular la formación y mineralización ósea. Su importancia está discutida, ya que diferentes estudios han obtenido resultados contradictorios. En la naturaleza, el silicio está presente como óxido de silicio sobre todo en los alimentos de origen vegetal como los cereales integrales, ciertas aguas minerales y la cerveza.

Es básico también el **equilibrio calcio/fósforo**. Ambos minerales son contrarios en sus funciones orgánicas, pero se complementan en la formación, el desarrollo y el mantenimiento de huesos y dientes. Para ello deben estar en cantidades proporcionadas en el organismo, ya que la abundancia o la carencia de uno afecta a la capacidad de absorber el otro. La leche y los derivados lácteos, la principal fuente alimentaria de calcio, contienen este equilibrio fosfocálcico ideal.

## ▶ ALIMENTACIÓN Y SUEÑO

"Dime cómo duermes y te diré cómo te encuentras." Ya se ha comentado que los trastornos del sueño son muy frecuentes en la fibromialgia. Las horas pasadas en brazos de Morfeo son vitales para encarar el día con optimismo y energía. Si el sueño es de calidad y reparador, los síntomas propios de la enfermedad disminuyen y nos encontramos mejor.

¿Cómo puede ayudar la alimentación? Existen una serie de consejos que pueden facilitar este descanso nocturno:

- La cena debe ser ligera y digestiva. Debemos evitar cenas indigestas, muy grasas o muy abundantes, que dificultarán el descanso.
- Procurar cenar al menos unos 90 minutos antes de acostarse, para dar tiempo a hacer la digestión.
- No acostarse con hambre.
- Potenciar las cenas a base de alimentos ricos en:
  - *Triptófano*: un aminoácido que aumenta la producción de melatonina: pescados magros, proteínas de la leche.
  - *Magnesio*: frutos secos y cereales integrales.
  - *Vitaminas B1 y B6*: germen de trigo y cerveza (mejor sin alcohol).
- Evitar, en la cena:
  - Los dulces.
  - Los excitantes: café, té, chocolate, alcohol, ginseng.
  - Las carnes rojas y el exceso de huevos, ricos en tirosina y fenilalanina, dos aminoácidos que potencian la síntesis de catecolaminas, hormonas "activadoras".
  - Las especias picantes, que aumentan la temperatura corporal.
  - Los alimentos flatulentos: legumbres, col, coliflor, alcachofa.
  - Los alimentos diuréticos, que facilitan el despertar nocturno.

- Existen varias hierbas que proporcionan tranquilidad y bienestar al organismo. Infusiones que favorecen el sueño antes de acostarse:
  - *Hierba luisa*: es conocida por sus propiedades tranquilizantes y antiflatulentas. Además, evita problemas estomacales y calma palpitaciones, vértigos, nervios y ansiedad.

    Cómo prepararla: hervimos 35 gramos de hojas en 1 litro de agua y lo dejamos reposar 15 minutos. Luego pasamos la infusión por un colador (se puede combinar con melisa, tomillo o limón).
  - *Melisa*: los especialistas la recomiendan por sus propiedades contra la ansiedad y el dolor de cabeza, porque calma el nerviosismo y ayuda a la digestión.

    Cómo prepararla: hervimos 1 cucharada de flores en 1 taza de agua durante 5 minutos y lo dejamos reposar 15 minutos más. Luego pasamos la infusión por el colador (se puede combinar con tilo y sauce blanco, a partes iguales).
  - *Valeriana*: es famosa por sus propiedades contra los trastornos del sueño, los problemas nerviosos y la angustia.

    Cómo prepararla: hervimos 15 gramos de raíz de valeriana durante 5 minutos y lo dejamos reposar toda la noche. Luego, pasamos la infusión por el colador.

## EL PAPEL DEL GLUTAMATO EN LA FIBROMIALGIA

La investigación del glutamato como causa del dolor en la fibromialgia ha despertado la curiosidad y el interés de la comunidad científica. Un estudio reciente, que analiza su influencia en el dolor relacionado con esta patología, concluye que los pacientes con fibromialgia tienen niveles mayores de este neurotransmisor en algunas regiones del cerebro y que un exceso de éste podría alterar la percepción del dolor haciéndolo persistente en músculos y articulaciones

El glutamato es un aminoácido que forma parte de las proteínas y que también actúa, en su forma libre, en numerosas vías metabólicas. Es un precursor de otras moléculas, como los ácidos nucleicos (ADN). A su vez, sirve como fuente energética para muchas células de la mucosa intestinal y del sistema inmunitario, participa como transportador de nitrógeno entre diferentes órganos y desempeña un papel fundamental en las sinapsis (comunicación) de las neuronas.

En relación con la fibromialgia, su actuación en el desarrollo de la patología está determinada por su función como neurotransmisor. Participa en la transmisión de los estímulos de las terminaciones nerviosas, de modo que, según algunos autores, un exceso de glutamato provoca una disfunción neuronal que conlleva un mal funcionamiento del sistema nociceptivo (que percibe el dolor). Las conclusiones defienden que los niveles altos de compuestos de glutamato en el tálamo izquierdo están relacionados con la intensidad del dolor y la sensación de fatiga. Parece que, si se reducen los niveles de glutamato en los pacientes con fibromialgia, el dolor decrece.

El glutamato se utiliza también como aditivo alimentario. Se usa como conservante y saborizante en muchos alimentos salados, platos preparados (como sopas de sobre), cubitos de caldo, aliños para ensaladas, mezclas de especias y precocinados (pizzas, canelones y lasañas). El glutamato monosódico (E-621) es un potenciador del sabor.

Además de esta teoría, existen otras teorías que defienden una u otra dieta como panacea de la fibromialgia. Por ejemplo, algunos equipos españoles (Dr. Isasi *et al.*) han publicado acerca de mejorías en un porcentaje significativo de enfermos tras el seguimiento de una dieta estricta sin gluten por un período de cuatro meses.

## ▶ EN CONCLUSIÓN...

La verdad es que no existen evidencias suficientes para recomendar una dieta u otra excepto la dieta equilibrada y sana recomendable también para la población general, adaptada a cada individuo y a cada situación.

Todas las herramientas que puedan facilitar el poder disfrutar de esta dieta equilibrada servirán al paciente con fibromialgia a incorporarla a su forma de vida para ayudarle a acomodarse a sus limitaciones de dolor y cansancio.

### ALIMENTOS RECOMENDADOS

Aunque ya hemos repetido que la alimentación que debemos seguir es una alimentación variada y equilibrada, sí existen una serie de alimentos especialmente recomendables:

– Pescado en general y, sobre todo, azul.
– Frutos secos, sobre todo nueces.

- Marisco.
- Frutas frescas, como cerezas, fresas, frutos rojos, cítricos, ciruelas, kiwi y plátano.
- Frutas secas, como pasas, ciruelas secas, dátiles, higos.
- Lácteos desnatados.
- Legumbres, sobre todo soja.
- Verduras, sobre todo tomate, cebolla, ajo, pepino, pimiento, zanahoria, brócoli, espinacas, acelgas y lechugas.
- Chocolate.
- Cereales integrales.
- Aceite de oliva virgen y aceitunas.

**ALIMENTOS A MODERAR**

Sería recomendable limitar el consumo de:
- Carnes rojas, embutidos y carnes grasas en general.
- Lácteos enteros.
- Alimentos de origen animal en general (excepto pescado y marisco).

# 4 DECÁLOGO

Las diez normas básicas para seguir una dieta adecuada si tengo fibromialgia:

**1.** *Seguir una dieta equilibrada*, tanto en variedad como en cantidad y calidad de nutrientes, que permita mantenerse en un normopeso. Los expertos aconsejan:

*a)* Consumir legumbres un par de veces a la semana.

*b)* Elaborar tres o cuatro recetas de pescado semanalmente, alguna con pescado azul.

*c)* Consumir verduras y hortalizas diariamente, en forma de ensalada, crema, tortilla, como primer plato o como guarnición.

*d)* Comer de dos a tres frutas de temporada cada día.

*e)* No abusar de los fritos e incorporar técnicas de cocción como horno, vapor, guisos, etc.

*f)* Incluir de dos a tres tomas diarias de productos lácteos, preferiblemente desnatados.

**2.** *Programar y planificar*

– Aprovechar los días o las temporadas buenas para hacer conservas, preparar y cocinar platos que nos pueden servir los días en que tengamos poca energía y no nos veamos capaces.

– Potenciar las elaboraciones fáciles, que requieran poco tiempo de preparación, apetitosas y equilibradas.

**3.** *Potenciar alimentos que favorecen la síntesis de prostaglandinas antiinflamatorias.* Principalmente, alimentos ricos en ácidos grasos omega-3, como el pescado azul, las nueces, los vegetales de hoja verde, y alimentos ricos en ácidos grasos omega-6, como los frutos secos, el sésamo, las semillas de calabaza y de girasol, la soja...

**4.** *Potenciar alimentos ricos en sustancias antioxidantes*, que protegen el organismo de la acción de los radicales libres. Son alimentos fuente de vitamina C (frutas y verduras de color verde y rojo, como tomate, pimiento, cítricos, fresas, cerezas, etc.), vitamina E (aceite de oliva virgen, frutos secos, cereales), carotenos (vegetales amarillo-anaranjados, como la zanahoria, la calabaza, el melocotón, el albaricoque...), licopeno (tomate), flavonoides (cacao, vino, legumbres, cebolla, frutos rojos, etc.), selenio (marisco, carne, cereales y huevos), zinc (marisco, huevos, cereales integrales, legumbres y carne) y cobre (pescados, cacao, carne).

**5.** *Potenciar alimentos que aumentan la síntesis de serotonina*, como los ricos en hidratos de carbono complejos (cereales, pasta, arroz, patatas y legumbres), las fuentes de triptófano (pescados, nueces, lácteos, huevos y carne), los alimentos ricos en magnesio (frutos secos, plátano, legumbres, frutas y verduras, cereales integrales) y el chocolate.

**6.** *Potenciar alimentos que son fuente de minerales esenciales* para el buen estado del sistema musculoesquelético. Alimentos ricos en calcio (lácteos), en magnesio, en azufre (pescados, aves y carnes magras), en silicio (cereales integrales) y en polifenoles (cacao, vino, ciruelas).

**7.** *Moderar* el consumo de alimentos que potencian la síntesis de prostaglandinas proinflamatorias, como la carne y los alimentos de origen animal en general. Y de alimentos que disminuyen la calidad del sueño, como dulces, excitantes, carnes rojas y huevos.

**8.** *Averiguar si existe intolerancia* a algún alimento concreto y limitar al máximo los alimentos que suelen presentar mayor grado de intolerancias, como el alcohol, el café, el té, los edulcorantes o los aditivos alimentarios en general, sobre todo el glutamato monosódico.

**9.** *Adoptar medidas dietéticas que favorezcan un sueño de calidad*:
*a*) Cenas poco copiosas y ligeras, de fácil digestión.

*b*) Cenas ricas en alimentos que favorecen el sueño, como pescados magros, lácteos, frutos secos, cereales integrales y alimentos ricos en vitamina B1 y B6.

*c*) Limitar el consumo de bebidas excitantes: café, té, cola, etc.

**10.** *Adaptar la dieta* según las circunstancias y los síntomas individuales y según el momento de la enfermedad.

# 5 RECETAS PARA *TUPPER*

*Recetas apetitosas, completas y fáciles para personas que se llevan la comida al trabajo.*

## 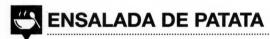 ENSALADA DE PATATA

**INGREDIENTES**

400 g de bacalao desecado y remojado

4 patatas

3 tomates

1 cebolla

1 pimiento rojo

25 g de aceitunas verdes

25 g de aceitunas negras

3 cucharadas de aceite de oliva

Sal

Pimienta

**ELABORACIÓN**

- Hervimos las patatas con la piel y las dejamos enfriar en la misma agua.
- Pelamos las patatas y las cortamos a láminas.
- Pelamos los tomates y los cortamos a láminas.
- Pelamos y troceamos la cebolla.
- Asamos el pimiento, lo pelamos y lo cortamos a tiras.
- Montamos el plato con un piso de láminas de patata, uno de láminas de tomate, uno de tiras de pimiento asado, uno de cebolla y uno de bacalao deshilachado.
- Lo aliñamos con vinagreta y lo decoramos con las aceitunas.

## IDEAS PRÁCTICAS

* Plato fácil de elaborar con ingredientes que se tienen fácilmente en casa.

* Podemos cocinarlo el día antes y conservará sus propiedades organolépticas y nutricionales.

* Es recomendable llevar el aliño aparte y aliñarlo antes del consumo para evitar que se macere demasiado.

## SABER MÁS

♀ Las aceitunas contienen un promedio de 20 gramos de grasa por cada 100 gramos (30 gramos las negras y 12 gramos las verdes), y predominan los ácidos grasos insaturados sobre los saturados, una relación saludable que potencia el efecto antiinflamatorio. En cuanto a las vitaminas, aportan en pequeñas cantidades vitaminas del grupo B y liposolubles como la provitamina A y la E, estas dos últimas con acción antioxidante, así como polifenoles, también con acción antioxidante.

♀ La cebolla es rica en flavonoides, el tomate es rico en vitamina C y licopeno y el pimiento es fuente de vitamina C y capsantina, todos con acción antioxidante.

♀ La patata contiene sobre todo hidratos de carbono complejos, que potencian la síntesis de serotonina.

♀ El bacalao es un pescado poco graso que nos aporta proteínas de alto valor biológico y es rico en triptófano. Es fuente de minerales como el selenio, el zinc y el cobre, con acción antioxidante.

#  PASTEL DE ARROZ Y SALMÓN

### INGREDIENTES

250 g de salmón fresco

3 lonchas de salmón ahumado

200 g de arroz integral

2 huevos

50 g de guisantes

1/4 de l de leche desnatada

30 g de harina

3 cucharadas de aceite de oliva

1/4 de l de vino blanco

1 ramo de hierbas aromáticas variadas

### ELABORACIÓN

- Hervimos el salmón durante media hora en agua abundante con la mitad del vino blanco y de las hierbas aromáticas, un chorro de aceite de oliva y sal. Lo reservamos.
- Hervimos el arroz integral con agua abundante con la otra mitad del vino y las hierbas aromáticas, un chorro de aceite de oliva y sal durante unos 45 minutos. Lo colamos y lo reservamos.
- Elaboramos una salsa bechamel *light* con la leche desnatada, la harina y aceite de oliva.
- Hervimos los guisantes unos 15 minutos, hasta que estén blandos. Los colamos y los reservamos.
- Batimos los huevos.
- Mezclamos el arroz con el salmón cocido desmenuzado, los guisantes, la bechamel y los huevos.
- Forramos un molde con papel film.
- Llenamos el molde alternando la mezcla con capas de salmón ahumado.
- Lo presionamos para compactarlo.
- Lo cocemos al baño María o al horno medio durante unos 25 minutos.
- Lo dejamos enfriar y lo desmoldamos.

## IDEAS PRÁCTICAS

* Es un plato completo que contiene alimentos de prácticamente todos los grupos.

* Energético, pero no excesivamente calórico.

* Fácil de comer y masticar si tenemos dolores mandibulares o molestias bucales.

* Puede elaborarse con antelación y por pasos, con lo que podemos aprovechar los momentos en los que nos encontramos mejor para cocinarlo.

## SABER MÁS

 El salmón es un pescado azul, fuente de ácidos grasos omega-3, potenciador de la síntesis de prostaglandinas antiinflamatorias.

 El arroz integral nos aporta almidón, potenciador de la síntesis de serotonina y magnesio, importante en el metabolismo de ésta. También es fuente de zinc y selenio, con propiedades antioxidantes.

 Los huevos, a pesar de ser fuente de grasas saturadas, presentan una relación grasas saturadas/insaturadas favorable. Además, son ricos en zinc y triptófano, dos elementos importantes en la dieta para la fibromialgia.

 Los guisantes son legumbres que, además de aportar los beneficios propios de éstas, poseen propiedades especiales. Tienen un menor contenido en fibra que el resto de las legumbres y son una buena fuente de oligosacáridos y distintos tipos de azúcares (lactulosa, isomaltosa) que actúan como prebióticos: son fermentados en el intestino grueso por las bacterias beneficiosas (bifidobacterias y lactobacilos), las cuales generan en este proceso ácidos grasos de cadena corta y gases que impiden el crecimiento de las bacterias patógenas.

 La leche desnatada nos aporta calcio, tan importante para la salud del sistema musculoesquelético, y triptófano, importante en la calidad del sueño.

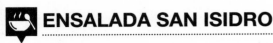

# ENSALADA SAN ISIDRO

**INGREDIENTES**

1 lechuga

400 g de atún en escabeche

50 g de aceitunas negras y arbequinas

2 pimientos rojos

2 pepinos

1 tomate

4 huevos cocidos

1 cabeza de ajo

Aceite de oliva

Pimienta negra

Pimentón picante

Sal

Vinagre

**ELABORACIÓN**

- Asamos el pimiento rojo, el tomate y la cabeza de ajos en el horno.
- Cortamos el tomate a gajos. Pelamos y cortamos la cebolla y el pepino a dados.
- Hacemos una salsa triturando manualmente el tomate asado, medio pimiento asado y los ajos asados y añadiendo aceite, el vinagre, la sal y las pimientas.
- Hacemos una ensalada con el pepino, la cebolla, la lechuga y el pimiento asado cortado a tiras. Añadimos los huevos cocidos pelados y cortados a cuartos y el atún en escabeche.
- La aliñamos con la salsa y la decoramos con las aceitunas.

**IDEAS PRÁCTICAS**

\* Plato fácil de "montar" a partir de alimentos semielaborados con antelación: el atún en escabeche, las verduras asadas y los huevos cocidos pueden tenerse ya preparados.

\* Es recomendable llevar la salsa en un recipiente aparte para mezclarla antes de comer la ensalada.

* Si añadimos un alimento del grupo de las féculas, como garbanzos, pasta o arroz integral, se convierte en un plato único perfecto, con verdura, proteínas animales e hidratos de carbono complejos.

* Perfecto para temporadas de calor, ya que es refrescante y nutritivo a la vez que ligero.

## SABER MÁS

♀ El pepino contiene betasitosterol, con acción antiinflamatoria, además de favorecer las defensas del organismo. Además, es una hortaliza muy poco calórica y, al contrario de lo que se cree, de fácil digestión.

♀ La lechuga es un alimento que aporta muy pocas calorías por su alto contenido en agua, su escasa cantidad de hidratos de carbono y menor aún de proteínas y grasas. En cuanto a su contenido en vitaminas, destaca la presencia de folatos, provitamina A o betacaroteno y vitaminas C y E. A la lechuga se le atribuyen también propiedades anestésicas, sedantes y somníferas debido a la presencia de sustancias que se encuentran en el látex de la lechuga silvestre.

# CORONA DE ESPINACAS

### INGREDIENTES

500 g de espinacas

3 huevos

1 cebolla pequeña

1 vaso de leche desnatada

1 cucharada de harina de maíz

2 cucharadas de harina de trigo

Queso rallado

Pan rallado

Aceite de oliva

Nuez moscada

### ELABORACIÓN

• Hervimos las espinacas limpias unos 7 minutos y las escurrimos bien.

• Preparamos una bechamel con la cebolla sofrita, la harina de maíz, la harina de trigo, la leche y un poco de nuez moscada.

• Mezclamos la bechamel con las espinacas.

• Añadimos las yemas de huevo y las claras montadas a punto de nieve.

• Añadimos el queso rallado.

• Untamos un molde de corona con el pan rallado y lo rellenamos con la mezcla.

• Lo cocemos al baño María durante 3/4 de hora.

• Lo enfriamos y lo desmoldamos.

### IDEAS PRÁCTICAS

* Podemos hacer el pastel en moldes individuales, más práctico para el *tupper*.

* Esta receta puede congelarse y utilizarse cuando sea necesario. Además, conserva varios días sus propiedades organolépticas si la guardamos en el frigorífico.

* Apta para personas con estreñimiento.

* Muy adecuada para personas inapetentes o con problemas de deglución o masticación, ya que su concentración nutritiva es alta.

* Plato que, con poco volumen y fácil asimilación, aporta nutrientes importantes en la fibromialgia, como lácteos, hidratos de carbono complejos y proteínas de alto valor biológico.

## SABER MÁS

♀ Las espinacas son ricas en omega-3, vitamina C y magnesio. En relación con su riqueza vitamínica, las espinacas presentan cantidades elevadas de provitamina A y de vitaminas C y E, todas ellas de acción antioxidante. Asimismo, son muy buena fuente de vitaminas del grupo B, como folatos, B2, B6 y, en menor proporción, también B3 y B1. A la vez tienen propiedades laxantes.

♀ Hay que prestar atención porque en la espinaca está presente la histamina. Este compuesto puede provocar alergias y cefaleas en personas susceptibles. No se puede generalizar, pero es importante estar alerta por si es nuestro caso.

# FLAN DE PATATA

### INGREDIENTES

1,5 kg de patatas

100 g de carne de ternera picada

2 huevos

1 cucharada de harina de trigo

Leche desnatada

1 cucharadita de levadura

Aceite de oliva

Sal

Pimienta negra

Nuez moscada

### ELABORACIÓN

• Hervimos las patatas con piel, las pelamos y las reservamos.

• Hacemos una bechamel con una cucharada de aceite de oliva, una cucharada de harina, un poco de leche desnatada, sal, pimienta y nuez moscada.

• Pasamos la carne picada por la sartén.

• Batimos los huevos.

• Trituramos las patatas y las mezclamos con la carne picada, la bechamel, la levadura y los huevos.

• Lo colocamos en un molde untado de aceite.

• Lo cocemos al baño María durante 30 minutos hasta que quede compacto.

• Lo enfriamos y lo desmoldamos.

### IDEAS PRÁCTICAS

* Es un plato completo no difícil de hacer y que se puede elaborar con antelación e incluso conservarlo en el congelador.

* De fácil masticación y digestión, estaría especialmente indicado en temporadas en las que el sistema digestivo no esté al cien por cien.

* Podemos sustituir la carne de ternera por carne blanca, como pollo o pavo, o por algún pescado sin espinas, como atún, salmón o bacalao.

* Al aligerar la bechamel, elaborándola con aceite de oliva y leche desnatada, reducimos las calorías del plato y su contenido en grasas saturadas.

## SABER MÁS

♥ A igualdad de peso, la carne de ternera fresca contiene menos grasa y, por tanto, menos calorías que la carne de vacuno mayor. Es más digerible, ya que contiene más agua. En el vacuno mayor es más abundante la grasa intramuscular, que le proporciona la jugosidad propia, pero se trata de grasas saturadas, que fomentan la síntesis de prostaglandinas proinflamatorias. La ternera contribuye con su aporte de proteínas de alto valor biológico, de minerales (hierro hemo de fácil absorción, yodo, zinc, selenio...) y de vitaminas del grupo B, especialmente B2 y B12, sin un aporte excesivo de grasas saturadas.

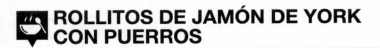

# ROLLITOS DE JAMÓN DE YORK CON PUERROS

### INGREDIENTES

200 g de jamón de York cortado a láminas

8 puerros

1 cucharada de harina de trigo

1 cucharada de harina de maíz

Leche desnatada

1 cebolla pequeña

Aceite de oliva

Sal

Nuez moscada

### ELABORACIÓN

- Hervimos los puerros limpios en agua y sal. Reservamos el agua.
- Envolvemos los puerros con una lámina de jamón de York, enrollándola alrededor.
- Lo colocamos en una fuente para horno.
- Preparamos una bechamel con la cebolla sofrita, las harinas, la leche desnatada, un poco del agua de hervir los puerros, sal, pimienta y nuez moscada.
- Vertemos la bechamel por encima de los rollitos y los gratinamos al horno.

### IDEAS PRÁCTICAS

* Fácil de elaborar, completa y ligera.
* Sería también una buena opción para una cena no pesada. Además, la leche desnatada de la bechamel es rica en triptófano, favorecedor del sueño.
* Si añadimos queso rallado y lo gratinamos, aumentamos el aporte de triptófano de la receta.
* Una alternativa a la receta es sustituir el jamón de York por fiambre de pavo o pollo.

\* Una variación sería elaborar los rollitos con láminas de salmón ahumado. De esta manera aumentaríamos el aporte de ácidos grasos omega-3 y reduciríamos el contenido en grasas saturadas.

## SABER MÁS

♀ Los puerros son una fuente de sustancias de acción antioxidante, en concreto de compuestos de azufre. Los antioxidantes bloquean el efecto dañino de los radicales libres. Gracias al aceite esencial que forma parte de su composición, el puerro ejerce una suave excitación sobre las glándulas gastrointestinales, lo que facilita el proceso digestivo y estimula el apetito.

♀ El jamón de York resulta fácil de masticar y de digerir. Desde un enfoque nutricional, tiene mucho a favor: contiene abundantes proteínas sin ser graso ni muy calórico.

# MACARRONES CON MEJILLONES Y ALBAHACA

### INGREDIENTES

320 g de macarrones integrales

1 kg de mejillones

1 cebolla

2 dientes de ajo

1 puerro

1 zanahoria

1/2 kg de tomates maduros

Albahaca fresca

3 cucharadas de aceite de oliva

Sal

### ELABORACIÓN

- Pelamos y cortamos pequeño el puerro, la cebolla, los dientes de ajo y la zanahoria.
- Lo pochamos a fuego lento con el aceite de oliva.
- Rallamos los tomates y los incorporamos a las verduras.
- Lo cocemos a fuego lento durante una hora o más.
- Lo trituramos una vez cocido.
- Limpiamos los mejillones y los abrimos al vapor. Guardamos el agua.
- Hervimos los macarrones con abundante agua y sal.
- Mezclamos los macarrones con los mejillones (sin la cáscara) y la salsa.
- Añadimos un poco de agua de abrir los mejillones y albahaca fresca picada.

### IDEAS PRÁCTICAS

* La salsa se puede tener elaborada con antelación e incluso congelada en porciones para utilizar cuando sea necesario.
* Es un plato completo y apetitoso, apto para toda la familia.

## SABER MÁS

◉ Los macarrones integrales son fuente de selenio, zinc y magnesio, minerales fundamentales en la fibromialgia. Además, al contener hidratos de carbono, potencian la síntesis de serotonina, "el neurotransmisor de la felicidad". Su contenido en fibra ayuda a la regulación del tránsito intestinal.

◉ El valor energético del mejillón es más bien bajo, dado que contiene poca cantidad de grasa. Los minerales más destacables son fósforo, potasio, calcio, sodio, magnesio, hierro, yodo y cloro.

◉ La salsa, elaborada a base de verduras frescas como la cebolla, el ajo, el puerro, la zanahoria y el tomate, representa un aporte vitamínico y mineral así como de fibra de una forma apetitosa y de fácil digestión y asimilación.

◉ El mejillón es una fuente de proteínas de alto valor biológico con poca grasa añadida. El mineral más abundante en su composición es el yodo. También aporta mucho hierro, en cantidad equivalente o superior a la ternera o el cerdo. También es fuente de vitaminas del grupo B y vitamina E. Son asequibles económicamente y podemos gozar de ellos todo el año. Para facilitar la elaboración del plato, podemos usar mejillones congelados, que se venden ya limpios y sin concha.

# CAZUELA DE FIDEOS Y FRIJOLES

### INGREDIENTES

1/4 de kg de fideos

1/2 kg de frijoles cocidos

2 cebollas

3 tomates

4 dientes de ajo

200 g de bacalao

200 g de lomo de atún

1 vaso de vino blanco

2 l de caldo de pescado

3 cucharadas de aceite de oliva

Sal

Pimienta blanca

### ELABORACIÓN

- En una cazuela, mejor de barro, hacemos un sofrito con la cebolla picada, el ajo picado y el tomate rallado.
- Incorporamos el vino blanco y lo dejamos reducir.
- Añadimos el caldo de pescado y lo llevamos a ebullición.
- Cortamos el bacalao y el atún a dados.
- Añadimos los fideos y los dados de pescado y lo cocemos unos 10 minutos.
- Lo salpimentamos, incorporamos los frijoles y acabamos la cocción unos minutos más.

### IDEAS PRÁCTICAS

* Indicado para períodos de dispepsia, ya que es de fácil digestión. En este caso no incorporaremos los frijoles a la receta, ya que son más indigestos.
* El sofrito y el caldo de pescado los podemos tener preparados con antelación si hemos programado bien la semana.

**SABER MÁS**

📍 Las judías secas, legumbres, son alimentos ricos en fibra, folatos, zinc, magnesio, potasio y hierro (de peor absorción que el procedente de alimentos de origen animal), aunque su componente principal son los hidratos de carbono. También aportan una cantidad importante de proteína vegetal, de peor calidad (por ser deficitaria en un aminoácido esencial, la metionina) que la de origen animal. Sin embargo, las alubias, combinadas en un mismo plato con cereales como el trigo, dan lugar a una proteína tan completa como la de cualquier alimento de origen animal. Por su elevado contenido en fibra soluble, contribuyen a prevenir el estreñimiento.

📍 El bacalao es un pescado blanco, con muy poca grasa y fácil de digerir. Es fuente de proteínas de alto valor biológico.

📍 El atún pertenece al grupo de los pescados azules. Su contenido en grasa es considerable; sin embargo, se trata de grasas muy ricas en ácidos grasos insaturados, con papel antiinflamatorio, muy recomendables en la fibromialgia.

# ESTOFADO DE SEPIA

## INGREDIENTES

1 kg de sepia

1 cabeza de ajos

2 cebollas

1 tomate

2 zanahorias

4 patatas

50 cc de vino moscatel

1 hoja de laurel

3 cucharadas de aceite de oliva

Sal

## ELABORACIÓN

- Pelamos y cortamos la cebolla y la doramos en una cazuela con el aceite de oliva.
- Añadimos el tomate rallado y lo reducimos.
- Pelamos la zanahoria y la cortamos a rodajas.
- Limpiamos la sepia y la cortamos.
- Añadimos la zanahoria y la sepia a la cazuela, junto con el vino, la hoja de laurel y la cabeza de ajos.
- Lo cocemos tapado a fuego lento durante media hora, añadiendo un poco de agua si fuera necesario.
- Añadimos las patatas peladas y cortadas a dados y lo cocemos una media hora más.

## IDEAS PRÁCTICAS

* Se puede sustituir la sepia por calamar u otro pescado, adaptando los tiempos de cocción.

* Se puede congelar y conservar en frío durante varios días.

## SABER MÁS

La sepia es un marisco, con proteínas de alto valor biológico y poca grasa, es decir, poco calórica.

- La patata está compuesta principalmente por hidratos de carbono complejos, que dan energía y favorecen la síntesis de serotonina.

- Las verduras son fuente de antioxidantes: la cebolla de flavonoides, el tomate de vitamina C y licopeno, la zanahoria de betacarotenos, los ajos de sustancias azufradas.

- La sepia tiene como ventajas nutritivas que es una fuente de proteínas de alto valor biológico y con un predominio de grasas insaturadas. Es una buena alternativa al pescado. Además, es asequible todo el año, tanto fresca como congelada. Su valor calórico es muy bajo, lo que la hace muy apropiada si queremos controlar el peso corporal. Respecto a su contenido en vitaminas, destacan la vitamina B3 y la vitamina B12. Es fuente de fósforo, potasio y magnesio. El magnesio es importante en el metabolismo de la serotonina, hormona que favorece el buen estado emocional y el sueño.

- La patata es fuente de hidratos de carbono complejos y también contiene mucha agua. Puede ser de difícil digestión, por lo que se recomienda masticarla bien para ayudar a este proceso con una correcta salivación.

# CALAMARES CON ARROZ

### INGREDIENTES

1 kg de calamares medianos

1 cebolla

1 pimiento rojo

1 calabacín

1 berenjena

1 tomate maduro

25 g de piñones

350 g de arroz integral

50 g de azúcar

4 cucharadas de aceite de oliva

Sal

### ELABORACIÓN

- Limpiamos la cebolla, el pimiento, la berenjena y el calabacín y los cortamos a dados.
- Lo cocemos con 2 cucharadas de aceite, tapado y a fuego lento, durante 15 minutos.
- Lo destapamos y lo cocemos 15 minutos más.
- Añadimos el tomate rallado y lo reducimos.
- Añadimos el azúcar y sal y lo cocemos 5 minutos más.
- Salteamos los piñones en una sartén con una cucharada de aceite de oliva y los reservamos.
- Cocemos los calamares a la plancha.
- Hervimos el arroz con agua y lo escurrimos.
- Servimos los calamares con las verduras, el arroz y los piñones tostados encima.

### IDEAS PRÁCTICAS

* Este plato también se puede hacer "a plazos": las verduras pochadas, los calamares y el arroz, y es apto para tenerlo "en *stock*" tanto a trozos como completo.

\* Es equilibrado y posee todos los macronutrientes necesarios en una ingesta, sin ser pesado.

**SABER MÁS**

📍 El magnesio tiene un papel importantísimo en la fibromialgia. Las recomendaciones diarias de magnesio oscilan entre 350 y 450 mg. Para la salud ósea, es esencial. Interviene en la acción que la hormona paratiroidea y la vitamina D3 ejercen en la absorción del calcio en el hueso. Es muy importante en el metabolismo de la serotonina y el triptófano. Y tiene un papel fundamental en la fisiología del sueño.

📍 La densidad de este mineral se reduce de manera notable durante el refinado y procesado industrial de los cereales, previos a la producción de harina blanca de trigo, arroz y todos los derivados elaborados con estos alimentos (pan, pasta, galletas). Por ello, el consumo de cereales integrales es recomendable para compensar la escasez de magnesio en la dieta actual.

📍 Los frutos secos más ricos en magnesio son las pipas de girasol (387 mg / 100 g), las semillas de sésamo (350 mg / 100 g) y las almendras y los piñones (270 mg / 100 g).

# 6 RECETAS DE **PLATO ÚNICO**

*Recetas de platos únicos completos que aseguran las necesidades nutricionales y aportan un plus de beneficio para la fibromialgia. Indicadas para personas con poco tiempo para comer o poco apetentes.*

##  SEPIA CON GUISANTES

### INGREDIENTES

1,5 kg de sepia

1 cebolla

250 g de guisantes frescos

1 rebanada de pan de barra

50 g de almendras tostadas

50 cc de *brandy*

1 cucharadita de anís

2 cucharadas de aceite de oliva

Sal

### ELABORACIÓN

- Pochamos la cebolla picada en una cazuela con el aceite de oliva.
- Cortamos la sepia limpia a dados y la añadimos a la cebolla. Lo cocemos unos 10 minutos.
- Añadimos el *brandy* y lo reducimos 2 minutos.
- Cubrimos la sepia hasta la mitad de agua, la tapamos y la cocemos a fuego lento 35 minutos.
- Tostamos la rebanada de pan y la picamos con las almendras tostadas y medio vaso de agua.

- Añadimos la picada a la cazuela. Incorporamos los guisantes y una cucharadita de anís.
- Lo cocemos durante 20 minutos más.

**IDEAS PRÁCTICAS**

\* Los guisantes pueden ser congelados, con lo que facilitamos la elaboración del plato, que ya es de por sí sencilla.

\* Este plato se puede congelar en raciones individuales y tenerlo preparado para días en que no nos vemos capaces de cocinar.

**SABER MÁS**

**Q** Los guisantes son ricos en folatos, vitamina C, niacina, vitamina A y carotenoides. Contienen también vitamina K, importante para los huesos, y magnesio, tan fundamental en la dieta de la fibromialgia. Son ricos en oligosacáridos, que actúan a nivel del intestino como prebióticos, regulando la función gastrointestinal.

**Q** Las almendras son fuente de magnesio, vitamina E, con acción antioxidante, y ácidos grasos poliinsaturados, sobre todo de la familia omega-6, con cierto efecto antiinflamatorio.

**Q** La sepia es un marisco, con poco contenido graso y de predominio insaturado. Es también fuente de selenio, zinc y cobre, con acción antioxidante.

# COCA DE CEBOLLA TIERNA Y ATÚN

### INGREDIENTES

8 cebollas tiernas

1 lata de atún en conserva al natural

4 huevos

100 cc leche desnatada

200 g de harina

1 cucharada de levadura

10 g de sal

### ELABORACIÓN

• Pochamos la cebolla a rodajas con un poco de aceite y sal.

• Mezclamos los huevos batidos, la leche, la harina y la levadura y lo amasamos.

• Añadimos el atún desmenuzado y la cebolla pochada.

• Lo colocamos en un molde y lo cocemos a 160 ºC durante unos tres cuartos de hora.

### IDEAS PRÁCTICAS

* Se mantiene unos días sin alterarse.

* Se conserva muy bien congelado.

* Pueden hacerse raciones individuales si utilizamos moldes pequeños.

* Es una buena opción como cena si moderamos la cantidad.

### SABER MÁS

♀ La harina de trigo aporta los hidratos de carbono, favorecedores de la síntesis de serotonina.

♀ El atún es un pescado azul rico en omega-3, que potencia la síntesis de prostaglandinas con acción antiinflamatoria.

♀ Los huevos, fuente de proteínas de alto valor biológico, son ricos en triptófano, así como la leche y el pescado azul, lo que lo hace un plato altamente potenciador de la serotonina.

# ARROZ A LA CUBANA

### INGREDIENTES

350 g de arroz integral

3 tomates maduros

4 lonchas de fiambre de pavo

4 plátanos

200 g de piña

4 huevos

Aceite de oliva

### ELABORACIÓN

- Sofreímos el tomate sin piel ni semillas con un poco de aceite de oliva, sal y azúcar.
- Cortamos el fiambre de pavo a tiras y la piña a dados.
- Hervimos el arroz con abundante agua salada durante unos 45 minutos. Lo escurrimos y lo reservamos.
- Mezclamos el arroz con el pavo y los trozos de piña.
- Cocemos los huevos en una plancha o al microondas de manera que quede la clara cuajada y la yema cruda.
- Freímos los plátanos pelados en aceite de oliva.
- Servimos un flan de arroz, el plátano frito y el huevo a la plancha a un lado y la salsa de tomate por encima.

### IDEAS PRÁCTICAS

* Es la receta del plato tradicional adaptada para que sea menos calórica y menos pesada.
* Apetitoso para toda la familia y muy nutritivo.
* Tiene el inconveniente que necesita una elaboración de última hora, aunque no es muy laboriosa.

### SABER MÁS

○ El arroz integral aporta hidratos de carbono (almidón), potenciadores de la síntesis de serotonina, y vitaminas del grupo B.

También es fuente de magnesio y zinc. Una característica particular de la cáscara del arroz es su contenido en silicio. Este microelemento ha llamado la atención a causa de su capacidad para estimular las células necesarias para la síntesis y formación de material óseo y por su rol en la formación de la sustancia fundamental de los tejidos cartilaginosos, necesaria para la formación del cartílago y de la elastina (la proteína que confiere a los tejidos cartilaginosos sus propiedades contráctiles y elásticas respectivamente). El silicio presenta un efecto útil en la formación del hueso.

📍 El plátano es rico en magnesio, un mineral fundamental en la fibromialgia.

📍 La piña destaca por su aporte de bromelina, una enzima que ayuda a la digestión de las proteínas. A pesar de su sabor dulce, su valor calórico es moderado. Respecto a otros nutrientes, destaca su contenido en potasio, yodo y vitamina C.

📍 Los huevos, a pesar de ser de origen animal, son ricos en triptófano, selenio y zinc, importantes en la fibromialgia.

# BACALAO CON JUDÍAS SECAS

### INGREDIENTES

200 g de judías secas

1 tomate maduro

4 lomos de bacalao de unos 200 g

2 cucharadas de harina de trigo

25 g de almendras tostadas

3 dientes de ajo

Aceite de oliva

2 cucharadas de alioli

### ELABORACIÓN

• Dejamos las judías secas en remojo el día anterior.

• Las escurrimos y las ponemos en una olla con agua fría. Las ponemos en el fuego y, cuando empiecen a hervir, bajamos el fuego y las dejamos hervir lentamente hasta que estén blandas. Las dejamos enfriar en la misma agua, las escurrimos y reservamos el caldo de cocción.

• Freímos los lomos de bacalao desalados y enharinados en aceite de oliva. Los reservamos.

• Sofreímos el tomate triturado.

• Añadimos las judías secas y un poco del caldo de cocción al sofrito de tomate.

• Colocamos las judías en una fuente para el horno y los lomos de bacalao encima. Untamos los lomos con alioli, echamos las almendras tostadas picadas encima y lo gratinamos al horno.

### IDEAS PRÁCTICAS

* Podemos utilizar judías secas en conserva ya cocidas, lo que simplifica mucho la elaboración del plato.

* Si suprimimos el alioli, aligeramos el plato en contenido graso y calórico.

## SABER MÁS

📍 Las judías secas aportan hidratos de carbono, potenciadores de la síntesis de serotonina, y magnesio, también fundamental en la síntesis de la serotonina, así como flavonoides, con acción antioxidante.

📍 Las almendras son ricas en ácidos grasos poliinsaturados de la familia omega-6, con acción antiinflamatoria.

📍 El bacalao es un pescado poco graso y ligero fuente de proteínas de alto valor biológico.

📍 Las judías secas pertenecen al grupo de las legumbres, fuente importante de almidón, materia prima de la serotonina, un neurotransmisor fundamental en el estado de ánimo y que parece ser deficitario en personas con fibromialgia. Son asimismo fuente de vitaminas del grupo B, sobre todo B1, B2 y B3. Su digestibilidad es su principal problema, ya que puede provocar hinchazón, flatulencias e irritación de la mucosa intestinal. Por eso es importante una buena cocción y un consumo moderado, complementado con otros nutrientes.

📍 Las almendras son fuente de magnesio. Este mineral interviene en diferentes reacciones enzimáticas, la síntesis hormonal y el equilibrio neuromuscular. Su déficit puede provocar calambres, fatiga, depresión y nerviosismo. Pueden resultar indigestas si se consumen en exceso. El hecho de consumirlas tostadas, en pequeña cantidad y picadas aumenta su digestibilidad.

# CANELONES DE PESCADO

## INGREDIENTES

8 láminas de pasta para canelones

100 g de rape

100 g de merluza

100 g de gambas

1 huevo

1/2 vaso de leche desnatada

1 cucharada de harina de trigo

1 cucharada de harina de maíz

1 cebolla

50 g de queso rallado

2 cucharadas de aceite de oliva

## ELABORACIÓN

- Limpiamos el pescado, sacando piel y espinas. Reservamos la cabeza de las gambas.
- Troceamos el pescado y las colas de las gambas peladas y lo pasamos por la sartén con un poco de aceite de oliva.
- Añadimos un huevo batido y lo mezclamos bien haciendo una pasta.
- Lo volvemos a pasar por la sartén.
- Hervimos las láminas de pasta en abundante agua con sal. Las escurrimos bien.
- Rellenamos las láminas con la pasta de pescado formando canelones.
- Trituramos las cabezas de las gambas y colamos el caldo resultante.
- Sofreímos la cebolla picada con un poco de aceite de oliva. Una vez dorada, añadimos la leche desnatada, una cucharada de harina de maíz y una de harina de trigo. Añadimos el caldo de las gambas.

- Vertemos la bechamel encima de los canelones en una fuente para horno.
- Los gratinamos con el queso rallado por encima.

### IDEAS PRÁCTICAS

* Aunque la elaboración del plato es entretenida, se pueden aprovechar los días mejores para hacer los canelones y congelarlos individualmente o bien en bandejas. Cuando quieran consumirse, se les incorpora la bechamel ligera y se gratinan.

* Es un plato apropiado para cenas, ya que contiene elementos que favorecen el sueño de calidad: pasta, pescado magro y lácteos.

### SABER MÁS

♀ Plato completo con una base de pescado, fuente de omega-3, y marisco, también rico en magnesio.

♀ La leche desnatada y el queso aportan un plus de calcio, importante para el buen estado óseo.

♀ Las láminas de pasta y las harinas de trigo y maíz son fuente de hidratos de carbono, importantes en la síntesis de serotonina.

# 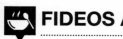 FIDEOS A LA MARINERA

**INGREDIENTES**

1 l de caldo de pescado

350 g de fideos gordos

2 tomates maduros

1 zanahoria

1 cebolla

1 lata de atún en conserva al natural

Orégano

100 g de colas de gambas peladas

2 cucharadas de aceite de oliva

Pimienta negra

Sal

**ELABORACIÓN**

- Pelamos y cortamos pequeña la cebolla.
- Rallamos los tomates y la zanahoria.
- Sofreímos la cebolla con aceite de oliva.
- A media cocción, añadimos el tomate rallado y la zanahoria rallada.
- Troceamos el atún en conserva y lo añadimos al sofrito.
- En una cazuela, incorporamos el sofrito, las colas de gamba peladas y el caldo de pescado. Lo salpimentamos.
- Cuando hierva, añadimos los fideos y los dejamos cocer unos 5-6 minutos, hasta que queden *al dente*.
- Los dejamos reposar unos 5 minutos y los espolvoreamos con orégano.

**IDEAS PRÁCTICAS**

\* Receta elaborada con materia prima fácil de tener en la despensa o en el congelador (fideos, atún, gambas peladas, sofrito, caldo de pescado), lo que permite improvisar un plato único completo sin mucho trabajo.

\* Fácil digestión y buena tolerancia, en general, a los ingredientes.

## SABER MÁS

♥ Nutricionalmente, la base son los fideos, ricos en hidratos de carbono, potenciadores de la síntesis de serotonina.

♥ El pescado, sobre todo el atún, es fuente de ácidos grasos omega-3, con acción antiinflamatoria.

♥ Las verduras (tomate, cebolla y zanahoria) aportan antioxidantes que completan el plato.

♥ El atún en conserva mantiene la mayor parte de las propiedades del atún fresco desde el punto de vista nutricional, a excepción quizás de algunas vitaminas, que se pierden durante el tratamiento térmico pero que también se pierden durante el cocinado. Suele conservarse en agua o en aceite. Es importante comprobar que se utiliza aceite de buena calidad nutricional, como el de oliva o el de girasol. Cuando está conservado en aceite, los ácidos grasos omega-3 tienden a disolverse en él. Es importante tener en cuenta que las conservas suelen ser ricas en sodio.

♥ Las gambas poseen una cantidad considerable de proteínas de alto valor nutricional y un contenido graso bajo, aunque estas grasas son ricas en ácidos grasos insaturados de la familia de los omega-3. Son fuente de minerales como el fósforo, el yodo y el sodio.

♥ La pasta, y por lo tanto los fideos, favorecen la producción de serotonina. La serotonina es un neurotransmisor con un papel importante en la regulación del humor, la ansiedad, el sueño, las funciones cognitivas y el dolor, entre otros. Niveles adecuados de serotonina favorecen la sensación de bienestar y calma.

#  MERLUZA EN SALSA VERDE

## INGREDIENTES

8 rodajas de merluza

1 cebolla

400 g de guisantes

3 cucharadas de aceite de oliva

3 cucharadas de harina de trigo

2 dientes de ajo

100 g de perejil

2 huevos

## ELABORACIÓN

- Hacemos una picada con los dos dientes de ajo, el perejil y un poco de sal.
- Pelamos y cortamos pequeña la cebolla y la sofreímos con el aceite de oliva.
- Cuando esté dorada, añadimos la harina y lo mezclamos. Vertemos un vaso de agua y lo llevamos a ebullición. Cuando inicie la ebullición, añadimos la picada de ajo y perejil y lo mezclamos bien.
- Hervimos los guisantes en agua y los dejamos enfriar antes de escurrirlos.
- En una cazuela, colocamos las rodajas de merluza saladas y enharinadas, añadimos la salsa y lo cocemos durante unos 7 minutos. Añadimos los guisantes y lo cocemos un minuto más.

## IDEAS PRÁCTICAS

* Podemos acabar el plato decorándolo con huevo duro pelado y cortado a cuartos, como tradicionalmente se elabora este plato. Esto enriquece en proteínas animales y triptófano el plato, pero también aumenta su contenido en grasas saturadas.
* La parte más laboriosa es la de preparar la salsa verde. Puede prepararse con antelación y elaborar el plato más a última hora.

**SABER MÁS**

📍 Los guisantes son fuente de variedad de vitaminas, entre las que destacan los folatos (70 microgramos/100 g), la vitamina C (32 mg/100 g) y la niacina (2,20 mg/100 g). Un plato colmado de guisantes frescos satisface los requerimientos de vitamina C de una persona adulta, que equivalen a 60 miligramos. Poseen fibra, aunque en menor cantidad que las otras legumbres. Sin embargo, tienen una acción reguladora del tránsito intestinal, ya que en su composición tienen azúcares (lactulosa, isomaltosa) y oligosacáridos, que actúan como prebióticos.

📍 La merluza es un pescado poco graso, pero sus grasas son mayoritariamente poliinsaturadas.

📍 El perejil es rico en antioxidantes y ácido alfalinolénico, precursor de prostanglandinas con efecto antiinflamatorio.

# PATATAS CON SALMÓN

### INGREDIENTES

550 g de salmón fresco

5 patatas grandes

1 cebolla

1 tomate

1 pimiento verde

1 vasito de vino blanco

Caldo de pescado

Aceite de oliva

Pimienta negra

Sal

### ELABORACIÓN

- Hacemos un sofrito con la cebolla y el pimiento verde cortados pequeños y el tomate rallado, con un poco de aceite de oliva.
- Pelamos las patatas, las cortamos a trozos grandes y las incorporamos al sofrito.
- Añadimos el vino blanco y el caldo de pescado hasta cubrir las patatas. Lo cocemos a fuego medio unos 10 minutos.
- Añadimos los lomos de salmón y los cocemos durante 5 minutos más.
- Lo salpimentamos.

### IDEAS PRÁCTICAS

* Un plato de elaboración fácil, equilibrado y muy sabroso.
* Permite cocinarlo con antelación y conservarlo en frío varios días.
* Es también fácil de comer y no pesado en exceso.

### SABER MÁS

⚲ La patata es rica en hidratos de carbono, favorecedores de la síntesis de serotonina.

♀ El salmón es fuente de grasa de la familia omega-3, favorecedora de la síntesis de prostaglandinas antiinflamatorias.

♀ Las verduras aportan antioxidantes: quercetina la cebolla, licopeno y vitamina C el tomate y capsatina y vitamina C el pimiento.

♀ El salmón es un pescado azul rico en ácidos grasos omega-3. Estos ácidos grasos tienen efectos muy beneficiosos sobre nuestra salud. Entre ellos debemos destacar, en este compendio, su acción de alivio del dolor articular, la disminución de la inflamación y la mejora de problemas cognitivos y de procesos depresivos. Contiene también cantidades interesantes de algunas vitaminas liposolubles, como la vitamina A y la vitamina D. La vitamina A tiene un papel importante en la buena salud de mucosas, piel, visión y sistema nervioso, entre otros. La vitamina D regula los niveles de calcio en sangre y favorece la absorción de este mineral y su fijación en los huesos.

#  ESTOFADO DE TERNERA CON PATATAS

**INGREDIENTES**

400 g de carne de ternera cortada a dados (cuello)

5 patatas

4 cebollas pequeñas

4 zanahorias

1 tomate

100 g de guisantes

1/2 vasito de coñac

1/2 l de caldo de carne

Hierbas provenzales

Nuez moscada

Canela

Sal

3 cucharadas de aceite de oliva

**ELABORACIÓN**

- En una cazuela, vertemos el aceite de oliva y la ternera a dados, las cebollas peladas enteras, la zanahoria pelada y a rodajas grandes y el tomate cortado a trozos. Añadimos las hierbas y la canela.
- Lo cocemos durante unos 10 minutos.
- Añadimos el coñac y lo dejamos reducir hasta que la ternera esté blanda.
- Añadimos caldo de carne o agua y las patatas peladas y cortadas a trozos.
- Lo dejamos hervir.
- Añadimos los guisantes.
- Lo cocemos durante unos 10 minutos más.

**IDEAS PRÁCTICAS**

* Como la mayoría de platos de esta sección, es un plato que permite la elaboración horas o días antes de su consumo, manteniendo sus características nutricionales y organolépticas.

* Es una manera fácil de comer carne roja, que, si existen problemas orofaríngeos, a veces cuesta.

* Se trata de un plato completo que nos proporciona hidratos de carbono, a través de la patata y los guisantes; proteína de alto valor biológico, mediante la carne de ternera, y oligoelementos y fibra, con la cebolla, la zanahoria y el tomate.

* Si existen problemas de deglución podemos triturar el plato y obtendremos un puré altamente nutritivo.

### SABER MÁS

♀ La carne de vacuno es muy interesante dentro de una dieta variada y equilibrada, ya que contribuye con su aporte de proteínas de alto valor biológico y de minerales, entre los que destacan el hierro de fácil absorción, el zinc y el selenio. Es también fuente de vitaminas del grupo B, especialmente B2 y B12. La ingestión dietética diaria de proteínas proporciona la materia prima necesaria para el crecimiento y la regeneración de tejidos del cuerpo y ayuda a estimular el sistema de defensas.

♀ La patata es un tubérculo que nos aporta hidratos de carbono de absorción lenta, muy importantes en la síntesis de serotonina. También los guisantes, que pertenecen al grupo de las legumbres, contribuyen a esta función. Además, cabe destacar que los guisantes son ricos en magnesio, mineral importante en la fibromialgia.

# CUSCÚS DE PESCADO

**INGREDIENTES**

250 g de cuscús de cocción rápida

4 supremas de merluza de unos 150 g

8 gambas

1/4 de kg de mejillones

1 calabacín

2 zanahorias

300 g de calabaza

100 g de brócoli

150 g de garbanzos hervidos

Caldo de pescado

Aceite de oliva

1 diente de ajo

1 guindilla

Pimentón dulce

Comino

**ELABORACIÓN**

• Abrimos los mejillones al vapor.

• Pelamos el calabacín, las zanahorias y la calabaza en juliana y el brócoli en piñitas. Lo hervimos en agua durante unos 6 minutos y lo reservamos.

• Preparamos el cuscús según las instrucciones escaldándolo con caldo de pescado y añadiendo comino picado.

• Cocemos la merluza y las gambas a la plancha.

• Hacemos una salsa con el ajo picado, pimentón dulce, guindilla picada y aceite de oliva.

• Servimos, en un plato hondo, el cuscús y los garbanzos en medio, la merluza, las gambas peladas y los mejillones con las verduras alrededor. Lo aliñamos con un chorrito de salsa y lo cubrimos con caldo de pescado caliente.

**IDEAS PRÁCTICAS**

\* Combina trigo, rico en vitaminas del grupo B y magnesio, y pescado magro, fuente de triptófano. Estos elementos son potenciadores del sueño, con lo que el plato puede ser una buena opción de cena con la condición que las cantidades sean moderadas. En ese caso, no añadiríamos los garbanzos a la receta para no hacerla más indigesta.

**SABER MÁS**

♥ El cuscús es sémola de trigo duro mezclada y trabajada con harina y tamizada varias veces hasta obtener los granos de un tamaño característico. Éste puede ser fino, medio o grueso, estar refinado, ser semiintegral o integral. Los granos son de color dorado pálido, de consistencia granulosa y cremosa. Su sabor es neutro, aunque los integrales tiene un ligero sabor y aroma a fruto seco cuando se tuestan. Hay sémolas de distintos cereales, como el cuscús de cebada perlada, de maíz o de mijo, si bien el más utilizado es el de trigo.

♥ La sémola está constituida por fragmentos del endospermo del grano del trigo, que determina la composición química del cuscús y su valor nutritivo. Destaca su elevado aporte de carbohidratos y de fibra, esta última en la variedad integral. Contiene alrededor de un 12% de proteínas y la grasa que aporta es insignificante. En cuanto a las vitaminas y los minerales, destacan las vitaminas del grupo B y la vitamina E, el magnesio y el cinc. Como base de la alimentación de muchas civilizaciones, el cuscús es un alimento energético.

♥ En cuanto a las verduras, destacan la zanahoria y la calabaza como fuentes de betacarotenos.

# 7 > RECETAS DE **PRIMEROS PLATOS**

*Recetas de sopas, ensaladas, pastas, verduras, legumbres o arroces aptos como primer plato.*

##  SOPA DE ZANAHORIA Y NARANJA

**INGREDIENTES**

100 g de zanahorias

1 naranja

1 yogur natural desnatado

1 cucharada de aceite de oliva suave

Unas hojas de menta

Sal

**ELABORACIÓN**

• Licuamos las zanahorias en una licuadora.

• Hacemos zumo con la naranja.

• Mezclamos el zumo de zanahoria, el zumo de naranja y el yogur desnatado.

• Lo aliñamos con aceite y sal.

• Lo batimos y lo colamos.

• Lo dejamos enfriar en el frigorífico.

• Lo servimos decorado con las hojas de menta trituradas.

**IDEAS PRÁCTICAS**

\* Una sopa ligera y fresca fácil de elaborar y de digestión sencilla.

\* Ideal para días en que tengamos problemas de masticación y/o deglución.

\* Es también perfecta para personas inapetentes.

\* Una manera original, sabrosa y sencilla de incorporar la fruta en la dieta en personas a las que les cuesta comerla.

## SABER MÁS

♥ El color naranja de la zanahoria se debe a la presencia de carotenos, entre ellos el betacaroteno o provitamina A, pigmento natural que el organismo transforma en vitamina A conforme la necesita. Asimismo, la zanahoria es fuente de vitamina E y de vitaminas del grupo B como los folatos y la vitamina B3 o niacina. En cuanto a los minerales, destaca el aporte de potasio y cantidades discretas de fósforo, magnesio, yodo y calcio.

♥ La naranja destaca por su escaso valor energético, gracias a su elevado contenido en agua, y su riqueza en vitamina C, ácido fólico y minerales como el potasio y el magnesio.

♥ El yogur desnatado aporta calcio, importante para la salud ósea, y triptófano.

♥ La leche y sus derivados, entre ellos el yogur, son fuente importante de proteínas de alto valor biológico y calcio. Esto los hace un alimento básico en la conservación del esqueleto y de la masa muscular. Como alimento de origen animal, sus grasas son predominantemente del tipo saturado, por lo que los derivados desnatados, al carecer de este tipo de grasas, son más recomendables en la fibromialgia. Su contenido en calcio y, sobre todo, la proporción ideal calcio-fósforo los hacen la principal fuente de este mineral.

# ENSALADA DE ALUBIAS Y VERDURAS

## INGREDIENTES

400 g de alubias cocidas

2 cebollas tiernas

2 tomates

1/2 pimiento rojo

1 pimiento verde

1 pepino

8 filetes de anchoa

2 dl de aceite de oliva virgen extra

1 dl de vinagre balsámico de Módena

1 cucharadita de sésamo blanco

Sal

Pimienta blanca

## ELABORACIÓN

- Pelamos el pepino y lo cortamos a dados pequeños.
- Cortamos las cebollas, el pimiento rojo y el pimiento verde a trozos pequeños.
- Pelamos los tomates y los cortamos a dados.
- Picamos los filetes de anchoa y los mezclamos con el aceite, el vinagre, sal y pimienta.
- Mezclamos las alubias con las verduras y lo aliñamos con la vinagreta de anchoas. Espolvoreamos las semillas de sésamo por encima.

## IDEAS PRÁCTICAS

\* Elaboración sencilla para un plato completo y apetitoso.

\* Utilizar alubias ya cocidas facilita mucho el trabajo en la cocina, no es necesario que sean en conserva. Podemos encontrarlas en tiendas especializadas.

**SABER MÁS**

◉ El betasitosterol presente en el pepino le confiere una acción antiinflamatoria.

◉ Las alubias son alimentos ricos en fibra, folatos, potasio y hierro (de peor absorción que el procedente de alimentos de origen animal), aunque su componente principal son los hidratos de carbono. También aportan una cantidad importante de proteína vegetal, de peor calidad (por ser deficitarias en un aminoácido esencial, la metionina) que la de origen animal.

◉ Las semillas de sésamo poseen una cantidad considerable de proteínas. Además, son ricas en ácidos grasos poliinsaturados y monoinsaturados y pobres en grasas saturadas. Son una fuente importante de diferentes minerales, entre los que destacan el calcio, el zinc, el magnesio y el hierro. Poseen bastante fibra, lo que las hace especialmente recomendables en caso de estreñimiento.

◉ Las anchoas pertenecen al grupo de los pescados azules, caracterizados por su riqueza en ácidos grasos omega-3, con efecto antiinflamatorio.

#  CREMA DE APIO Y MANZANA

### INGREDIENTES

400 g de apio

1 l de caldo de pollo

200 g de patata

1 manzana Golden

100 g de queso parmesano

Aceite de oliva

Sal

### ELABORACIÓN

- Pochamos el apio cortado a rodajas y las patatas peladas y cortadas a trozos con aceite de oliva.
- Al cabo de unos minutos, añadimos la manzana Golden pelada y cortada a trozos.
- Lo salpimentamos.
- Añadimos el caldo de pollo y lo cocemos durante unos 20 minutos.
- Lo trituramos.
- Lo enfriamos en la nevera.
- Lo servimos con unas láminas de parmesano.

### IDEAS PRÁCTICAS

* Es una receta fácil de hacer y que puede conservarse elaborada en el congelador para cuando sea necesario.
* Es un primer plato ideal para cenas.
* Puede consumirse en frío o en caliente.

### SABER MÁS

📍 En el apio se han detectado también flavonoides, compuestos con actividad antioxidante y funciones biológicas diversas (vasodilatadores, antiinflamatorios, inmunoestimulantes, etc.). Estos compuestos, combinados con silicio, ayudan en la renovación de las articulaciones y el tejido conjuntivo. También se utilizan en el tratamiento de procesos inflamatorios. El apio posee propiedades aperitivas y favorece la secreción de saliva y jugos gástricos, por lo que su consumo está especialmente indicado en casos de inapetencia y de dispepsias (digestiones lentas, pesadas). La cocción reblandece la celulosa, un tipo de fibra que contiene, y la hace más asimilable.

Las propiedades antioxidantes de la manzana se deben a los elementos fitoquímicos que contiene, más abundantes en la piel, en concreto, polifenoles (quercetina, flavonoides). Quizá la propiedad más conocida de la manzana sea su acción reguladora intestinal. Si la comemos cruda y con piel es útil para tratar el estreñimiento, ya que se aprovecha la fibra insoluble presente en la piel, que estimula la actividad intestinal. Igualmente, la manzana es una fruta muy rica en pectina, fibra soluble. Solamente una quinta parte de la pectina de la manzana se encuentra en la piel de la fruta, el resto en la pulpa, por lo que al pelarla se pierde una pequeña cantidad. La pectina tiene la particularidad de retener agua, y se le atribuyen efectos benéficos en caso de diarrea, ya que hace más lento el tránsito intestinal. Además, la manzana es, después del membrillo, una de las frutas más ricas en taninos, sustancias con propiedades astringentes y antiinflamatorias.

#  JUDÍAS SECAS SALTEADAS CON *CEPS*

### INGREDIENTES

500 g de judías secas cocidas

300 g de *ceps*

1 diente de ajo

1 puerro

100 g de jamón curado a dados

Aceite de oliva

Sal

Pimienta

Orégano

### ELABORACIÓN

• Pochamos el puerro cortado en juliana con aceite de oliva.

• Añadimos los *ceps*, el ajo picado, los dados de jamón y el orégano a los 5 minutos de cocción.

• Lo cocemos unos 5 minutos más con el fuego más fuerte.

• Cuando se haya evaporado el agua de las setas, añadimos las judías y las salpimentamos.

• Las salteamos a fuego medio hasta que queden tostadas.

### IDEAS PRÁCTICAS

* Las judías secas hacen que este plato sea de difícil digestión, por lo que no sería adecuado en momentos de malestar digestivo.

* Es un plato nutritivo que puede darnos energía.

### SABER MÁS

Las setas contienen ergosterol, una sustancia que se encuentra en los tejidos vegetales y que puede transformarse en vitamina D. Gracias a la acción del sol, el ergosterol se convierte en provitamina D2 en el organismo, en concreto en el riñón, donde se producen las formas activas de la vitamina D. Favorecen la absorción de calcio y fósforo, lo que contribuye a la mineralización de huesos y dientes.

♀ Las legumbres son fuente de hidratos de carbono y aportan también magnesio y zinc, así como flavonoides, con acción antioxidante.

♀ Las judías secas, como legumbres, son importantes en la dieta del fibromiálgico. Aportan hidratos de carbono complejos y se sabe que una dieta rica en estos nutrientes aumenta los niveles de serotonina, neurotransmisor relacionado con la sensibilidad al dolor, el sueño y la relajación. Son fuente también de magnesio, clave en el metabolismo del triptófano y necesario para la síntesis de serotonina.

♀ Además, el jamón es fuente de triptófano, aminoácido esencial para la síntesis de este neurotransmisor. Podríamos decir que se trata de un plato eminentemente proserotoninérgico.

# MACARRONES BLANCOS

### INGREDIENTES

400 g de macarrones integrales

1 l de leche desnatada

100 g de queso emmental rallado

Nuez moscada

### ELABORACIÓN

- Llevamos la leche a ebullición con la nuez moscada.
- Cuando arranque a hervir, echamos los macarrones y un poco de sal.
- Los dejamos cocer unos 15 minutos, hasta que queden *al dente*.
- Los colocamos en una fuente de horno con una parte de la leche de cocción.
- Espolvoreamos el queso rallado por encima y los gratinamos.

### IDEAS PRÁCTICAS

* Fácil elaboración.
* Indicado para cenas, ya que contiene alimentos que favorecen el sueño: cereales integrales y leche, rica en triptófano.

### SABER MÁS

♀ Los hidratos de carbono (almidón) son los nutrientes más abundantes en los macarrones. La proteína más importante de la pasta es el gluten, que le confiere su elasticidad típica. El contenido medio se sitúa entre el 12% y el 13%, por lo que se puede considerar como una fuente adecuada de proteína, aunque es deficiente en lisina, un aminoácido esencial. No obstante, teniendo en cuenta el concepto de complementación proteica, esta proteína puede combinarse con otras de distinto origen (legumbres, frutos secos, leche, carne...) y dar lugar a una mezcla con un perfil de aminoácidos adecuado, es decir, a proteínas de gran calidad, para un óptimo aprovechamiento metabólico por parte de nuestro organismo. La baja cantidad de grasa que contiene la pasta es una ventaja.

♀ La leche y el queso, además de complementar el contenido proteico, aportan calcio y triptófano.

# COLIFLOR CON BECHAMEL

### INGREDIENTES

800 g de coliflor

100 g de fiambre de pavo cortado a dados

1 cucharada de harina

Leche desnatada

1 cebolla

Nuez moscada

Pimienta

Sal

2 cucharadas de aceite de oliva

### ELABORACIÓN

- Hervimos la coliflor en una olla destapada con agua abundante y sal y la reservamos.
- Sofreímos la cebolla picada con el aceite de oliva.
- Añadimos los dados de fiambre de pavo.
- Incorporamos una cucharada de harina y lo mezclamos bien. Añadimos lentamente leche desnatada hasta que quede una bechamel. La condimentamos con sal, nuez moscada y pimienta.
- Colocamos la coliflor en una fuente para horno o en cazoletas individuales, la cubrimos con la bechamel y la espolvoreamos con el queso rallado.
- La gratinamos al horno.

### IDEAS PRÁCTICAS

* Podemos tener la coliflor ya hervida preparada, así como la bechamel, para gratinarla cuando la vayamos a consumir.
* La coliflor puede resultar indigesta para algunas personas, debemos averiguar si es el caso.

### SABER MÁS

♀ En general, las verduras de la familia de las crucíferas son ricas en vitamina C y ácido cítrico, que potencia la acción beneficiosa de dicha vitamina. Además, son fuente excelente de antioxidantes naturales (vitamina C y compuestos de azufre). En la coliflor, igual que en el resto de los vegetales de su misma familia, se han identificado en los últimos años una serie de elementos fitoquímicos cuyos potenciales efectos en la prevención de varios tipos de cáncer y otras enfermedades justifican el creciente interés de su consumo y cultivo, tanto como producto fresco como congelado. Muchas de sus virtudes se atribuyen a varios compuestos. Entre ellos destacan glucosinolatos, isotiocianatos, indoles y fibra. Una parte importante de dichos compuestos son azufrados y, además de tener acción antioxidante, son los responsables del fuerte olor que desprende esta verdura durante su cocción.

◉ La bechamel y el queso enriquecen con calcio y triptófano la receta.

◉ El calcio es fundamental para el buen estado del sistema musculoesquelético y el triptófano es un aminoácido precursor de la síntesis de serotonina y de melatonina, que fomenta un sueño reparador.

# 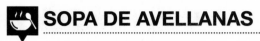 SOPA DE AVELLANAS

**INGREDIENTES**

50 g de avellanas tostadas

3 dientes de ajo

300 g de pan seco

1 rama de azafrán tostado

2 cucharadas de aceite de oliva

**ELABORACIÓN**

• Sofreímos los ajos con el aceite de oliva y reservamos el aceite.

• Remojamos el pan seco en agua.

• Picamos las avellanas tostadas junto con los dientes de ajo y una ramita tostada de azafrán.

• Ponemos el pan en una olla con agua al fuego.

• Cuando empiece a hervir, añadimos la picada y el aceite de sofreír los ajos y lo dejamos hervir una media hora.

**IDEAS PRÁCTICAS**

\* Puede ser una buena opción para la cena al tener componentes que favorecen el sueño: frutos secos, ricos en magnesio, que potencian un sueño reparador.

**SABER MÁS**

Las avellanas destacan por su riqueza en vitamina E, antioxidante. En éstas, los ácidos grasos más abundantes son los poliinsaturados de la serie omega-6 como el ácido linoleico, con efecto antiinflamatorio.

# CREMA DE LENTEJAS

**INGREDIENTES**

400 g de lentejas cocidas

1/2 l de caldo de verduras

2 quesitos desnatados

2 rebanadas de pan de molde

2 zanahorias

1 puerro

2 cucharadas de aceite de oliva

**ELABORACIÓN**

- Sofreímos el puerro cortado pequeño en el aceite de oliva.
- Añadimos las zanahorias peladas y cortadas a rodajas.
- Añadimos el caldo y lo cocemos hasta que la zanahoria esté blanda.
- Al final de la cocción, añadimos las lentejas cocidas.
- Trituramos las lentejas, las zanahorias, el caldo y los quesitos desnatados.
- Tostamos el pan de molde y lo cortamos a dados pequeños.
- Servimos la crema de lentejas con unos dados de pan encima.

**IDEAS PRÁCTICAS**

* Aunque las legumbres aportan muchos beneficios desde el punto de vista nutricional, pueden ser de difícil digestión. Su consumo en forma de puré o crema aumenta su digestibilidad.
* La combinación de trigo, del pan, y legumbres, las lentejas, hace que se complementen en aminoácidos, dando lugar a una proteína completa y de alta calidad.
* Es un plato muy nutritivo y fácil de elaborar.
* Podría ser un plato único, ya que aporta verduras, hidratos de carbono y proteínas completas. Ideal para personas inapetentes.

## SABER MÁS

 El contenido en lípidos de las lentejas es muy bajo y el aporte de fibra, aunque importante, es algo inferior al de otras leguminosas. Su composición es rica en vitaminas B1, B3 y B6, aunque menos en ácido fólico. En ellas abundan, además del hierro, otros minerales como el zinc o el selenio, un mineral antioxidante que protege las células del organismo humano contra la oxidación provocada por los radicales libres.

 Los puerros son una fuente de sustancias de acción antioxidante, en concreto de compuestos de azufre. Los antioxidantes bloquean el efecto dañino de los radicales libres. Gracias al aceite esencial que forma parte de su composición, el puerro ejerce una suave excitación sobre las glándulas gastrointestinales, lo que facilita el proceso digestivo y estimula el apetito.

 Las lentejas, como fuente de hidratos de carbono complejos y de magnesio, fomentan la síntesis de serotonina. El magnesio juega un papel importante también en el buen estado del sistema musculoesquelético.

# *RISOTTO* DE ALCACHOFAS Y CHAMPIÑONES

## INGREDIENTES

400 g de arroz bomba

1 cebolla

200 g de champiñones

4 alcachofas

1 vasito de vino blanco

25 g de parmesano rallado

Caldo de pollo desgrasado

2 cucharadas de aceite de oliva

## ELABORACIÓN

- Limpiamos los champiñones y las alcachofas y los cortamos a cuartos.
- Pelamos la cebolla, la picamos y la sofreímos con el aceite de oliva en una cazuela.
- Añadimos los champiñones, las alcachofas y el arroz y lo sofreímos unos minutos.
- Añadimos el vino blanco y lo reducimos unos minutos.
- Añadimos caldo hasta que el arroz quede cubierto.
- Lo cocemos durante unos 20 minutos mezclando con una espátula de madera. Añadimos caldo si es necesario.
- Cuando esté cocido, añadimos el parmesano rallado y lo mezclamos.

## IDEAS PRÁCTICAS

* Podemos preparar, o pedir que nos dejen preparado, el *risotto* haciendo todos los pasos previos a la incorporación del agua y dejar los últimos pasos de elaboración para el último momento.
* Es una receta muy adecuada para personas con dispepsias intestinales y malas digestiones.
* Podría ser también un plato único, ya que el queso aporta proteínas lácteas al plato.

## SABER MÁS

📍 Hay alimentos que favorecen la función hepática, o su recuperación tras una afección, y de la vesícula biliar, con lo que mejora la digestión. Son los vegetales con ligero sabor amargo, como la alcachofa, que comparte estas propiedades con la achicoria, la endibia, la escarola, el rábano o la berenjena. Por un lado, la cinarina, sustancia que proporciona el sabor amargo a la alcachofa, es reconocida por su efecto colerético, es decir, aumenta la secreción de bilis. Por otro lado, la inulina, polisacárido abundante en esta verdura, estimula el apetito y favorece la digestión. En relación con estos compuestos, varios estudios clínicos han demostrado la eficacia y seguridad de los extractos acuosos de alcachofa en el tratamiento de la disfunción hepatobiliar y de complicaciones digestivas, como sensación de plenitud, pérdida de apetito, náuseas y dolor abdominal. Lo más destacado de la composición de la alcachofa son una serie de sustancias que no destacan por su cantidad, pero sí por los notables efectos fisiológicos que provocan:

– *Cinarina y cinaropicrina*: compuestos aromáticos responsables del sabor amargo de la alcachofa. La cinarina se conoce por su efecto colerético y diurético. Líneas de investigación actuales se centran en el potencial papel preventivo de la cinaropicrina en enfermedades tumorales.

– *Ácido clorogénico*: compuesto fenólico con capacidad antioxidante.

– *Cinarósido*: flavonoide de acción antiinflamatoria.

– *Ácidos orgánicos* (málico y cítrico, entre otros): se sabe que potencian la acción de la cinarina y del cinarósido, entre otras muchas funciones.

📍 El arroz aporta almidón y hidratos de carbono, potenciadores de la síntesis de serotonina.

# TALLARINES CON SETAS

## INGREDIENTES

300 g de tallarines integrales

200 g de setas (confitadas o naturales)

2 cebollas

50 g de piñones

Sal

2 cucharadas de aceite de oliva

## ELABORACIÓN

- Pelamos las cebollas y las cortamos a tiras finas.
- Sofreímos la cebolla con una cucharada de aceite de oliva a fuego lento.
- Tostamos los piñones aparte con el resto del aceite.
- Mezclamos la cebolla y los piñones y añadimos las setas confitadas o naturales (limpias y a trozos).
- En un cazo con agua abundante y sal, hervimos los tallarines. Los cocemos ligeramente *al dente*, según el tiempo indicado en el envase.
- Mezclamos los tallarines con las setas y los piñones y los servimos.

## IDEAS PRÁCTICAS

\* Esta receta es fácil de preparar y permite una preparación previa.

\* Puede ser también un plato único adecuado.

## SABER MÁS

♀ Gracias a su alto contenido en fósforo, las setas son alimentos aptos en la dieta de los fibromiálgicos, ya que dicho mineral desarrolla un importante papel en la formación de huesos y dientes. Por su contenido de ergosterol, sustancia que en el organismo se transforma en vitamina D, las setas mejoran el aprovechamiento del calcio y del fósforo y favorecen la mineralización ósea.

♀ Los tallarines aportan hidratos de carbono, potenciadores de la síntesis de serotonina.

♀ Los piñones aportan ácidos grasos poliinsaturados con propiedades antiinflamatorias.

# 8 RECETAS DE SEGUNDOS PLATOS

*Recetas de pescados, carnes, huevos y otros alimentos adecuadas como segundos platos.*

##  MERLUZA A LA PAPILLOTE

### INGREDIENTES

4 lomos de merluza de unos 250 g cada uno

2 cebollas tiernas

2 calabacines

4 cucharadas de aceite de oliva

Un poco de estragón picado

Sal

### ELABORACIÓN

- Cortamos la cebolla y el calabacín en juliana.
- Recortamos 4 trozos de papel de aluminio lo suficientemente grandes para envolver de sobra los lomos de merluza.
- Colocamos las verduras en juliana repartidas en cada uno de los cuadrados de papel de aluminio.
- Colocamos los lomos de merluza encima de las verduras.
- Los regamos con una cucharada de aceite, los salamos y los sazonamos con un poco de estragón.
- Cerramos los cuadrados de papel totalmente, como si se tratara de un ravioli o una empanadilla.
- Los colocamos en el horno, previamente precalentado, a 200 ºC. Los cocemos 8 o 10 minutos o hasta que veamos que el papel de aluminio se hincha.
- Los servimos directamente y abrimos la papillote en el plato.

## IDEAS PRÁCTICAS

* Ideal como cena para propiciar un buen sueño. Es ligera, de fácil digestión y contiene pescado magro, rico en triptófano y magnesio.

## SABER MÁS

**⊙** La merluza es un pescado blanco con un contenido graso y calórico bajo, unas 65 calorías y menos de 2 gramos de grasa por 100 gramos de porción comestible. La merluza es rica en proteínas completas o de alto valor biológico y posee diferentes vitaminas y minerales. Destaca su contenido en vitaminas del grupo B (B1, B2, B3, B9, B12). En cuanto a los minerales, la merluza posee potasio, fósforo y magnesio.

**⊙** Además de su contenido en compuestos de azufre y vitaminas C y E, las cebollas contienen gran cantidad de flavonoides, entre los que destacan las antocianinas y la quercetina, todos ellos compuestos antioxidantes. Las antocianinas son pigmentos naturales que aportan el color violáceo a algunas variedades de cebolla. La quercetina se encuentra en todas las cebollas en una proporción muy elevada (entorno a los 300 mg/100 g). Este compuesto posee, además, la propiedad de favorecer la circulación sanguínea.

# FILETE DE CERDO CON CEBOLLA TIERNA

### INGREDIENTES

500 g de filete de cerdo ibérico

2 patatas medianas

200 ml de *brandy*

20 g de concentrado de carne

150 g de cebollas tiernas

Canela en polvo

Sal

Pimienta

Aceite de oliva

### ELABORACIÓN

- Pelamos las patatas y las cortamos a láminas finas.
- Las colocamos en una fuente de horno, las salpimentamos y añadimos un poco de canela. Las rociamos con aceite de oliva.
- Las cocemos al horno a 180 °C unos 15 minutos.
- Limpiamos el filete de grasa y nervios. Lo salpimentamos y lo marcamos en una sartén de manera que quede tostado por fuera y crudo por dentro.
- Lo flambeamos con el *brandy* y lo reservamos.
- En la misma sartén, cocemos las cebollas tiernas con el concentrado de carne y un poco de agua una media hora a fuego suave.
- Horneamos el filete a 180 °C unos diez minutos.
- Servimos el filete cortado a láminas acompañado de las patatas y las cebollas tiernas.

### IDEAS PRÁCTICAS

* Si queremos disminuir el contenido calórico del plato, podemos eliminar las patatas, fuente energética de hidratos de carbono.
* Es rápido de elaborar y muy sabroso.
* Se trata de un plato muy completo, ya que aporta hidratos de carbono de absorción lenta (patatas), proteínas (carne) y verdura (cebolla tierna).

**SABER MÁS**

◉ La carne de cerdo contiene minerales como hierro de fácil absorción o hierro hemo, zinc, fósforo, sodio y potasio. Destaca su aporte de vitaminas del grupo B, en especial de vitamina B1 o tiamina. Contiene entre 8 y 10 veces más tiamina que el resto de las carnes. Esta vitamina cumple con funciones muy importantes en el organismo: estimula el metabolismo e interviene en el buen funcionamiento del sistema nervioso. Asimismo, la carne de cerdo es más rica en biotina, ácido pantoténico, riboflavina y piridoxina que otras carnes, y en ella también está presente la vitamina B12. El filete de cerdo es una parte muy magra del cerdo que contiene poca grasa. Además, una parte de ésta está compuesta por ácidos grasos insaturados.

◉ A pesar de que la carne roja siempre representa un aporte de grasas saturadas, con acción proinflamatoria, es también fuente de triptófano. Puede consumirse con moderación y podemos introducirla de vez en cuando en la dieta.

# ATÚN CON PIMIENTO Y BERENJENA ASADOS

### INGREDIENTES

700 g de atún en un trozo entero

2 pimientos rojos

2 berenjenas

2 dientes de ajo

1 rama de hojas de menta fresca

4 cucharadas de aceite de oliva

Sal

### ELABORACIÓN

- Asamos las berenjenas y los pimientos enteros en el horno a 180 ºC una media hora.
- Los dejamos enfriar, los pelamos, limpiamos las semillas y los cortamos a tiras anchas.
- Cortamos el atún a dados gruesos, los salamos y los cocemos a la plancha con un poco de aceite, no muy hechos.
- Cortamos los dientes de ajo a láminas y los sofreímos en el aceite de oliva. Los retiramos del fuego una vez dorados y añadimos las hojas de menta picadas.
- Servimos las verduras al fondo, los dados de atún encima y el aceite con ajos y menta aliñándolo todo.

### IDEAS PRÁCTICAS

* La elaboración de este plato no es complicada y, si tenemos ya las verduras asadas, es realmente rápida.
* El atún es más sabroso y más digerible si no está muy cocido, con lo que debemos procurar cocerlo al punto.

### SABER MÁS

♥ El atún es fuente de ácidos grasos omega-3, que potencian la síntesis de prostaglandinas antiinflamatorias.

♥ Recientemente, científicos del Servicio de Investigación Agrícola de los Estados Unidos han identificado en la berenjena niveles elevados de ácido clorogénico, uno de los más potentes antioxidantes producidos en los tejidos de las plantas. Estas sustancias antioxidantes son producidas de manera natural por muchas plantas para protegerse contra infecciones. En la piel de esta planta se han identificado antocianinas (flavonoides), pigmentos que le confieren el color morado, con propiedades antioxidantes.

📍 Los pimientos son una buena fuente de selenio, vitaminas C y E, provitamina A y otros carotenoides como la capsantina, todos ellos de acción antioxidante y beneficiosa para el organismo.

📍 El atún contiene, además, una elevada cantidad de proteínas de alto valor biológico y es fuente de triptófano. Aporta vitaminas del grupo B y, al tratarse de un pescado graso, contiene también vitaminas liposolubles, como la vitamina A y la vitamina D, muy importante en el mantenimiento y la conservación de los huesos.

#  SARDINAS CRUJIENTES

### INGREDIENTES

1 kg de sardinas

2 huevos

250 g de pan rallado

Aceite de oliva

Sal

### ELABORACIÓN

- Compramos las sardinas limpias sin espina ni cabeza (las pedimos limpias en la pescadería).
- Batimos los huevos.
- Salamos y remojamos las sardinas en el huevo. Las rebozamos con el pan rallado.
- Las freímos en abundante aceite caliente hasta que se doren.
- Las escurrimos en papel de celulosa.

### IDEAS PRÁCTICAS

\* Pueden guardarse congeladas ya rebozadas y sacarlas del congelador a demanda. No es necesario descongelarlas antes de freírlas.

\* Para que la fritura sea lo más sana posible, es importante que haya suficiente aceite y que éste esté lo suficientemente caliente. El aceite más recomendable para freír es el aceite de oliva porque, además de sus propiedades nutricionales, aguanta mejor las altas temperaturas que otros aceites.

### SABER MÁS

Las sardinas son una deliciosa y económica fuente de grasas insaturadas de la familia omega-3. Éstas son precursoras de prostaglandinas con efecto antiinflamatorio, con lo que potencian su síntesis.

# SALMÓN CON REBOZUELOS

### INGREDIENTES

4 lomos de salmón de unos 200 g cada uno

300 g de rebozuelos

50 cc de jerez seco

50 cc de crema de leche

2 cucharadas de aceite de oliva

Sal

### ELABORACIÓN

- Lavamos y cortamos los rebozuelos.
- Los salteamos en una sartén con un poco de aceite y sal hasta que se doren.
- Añadimos los lomos de salmón salados y los cocemos 3 minutos por lado.
- Añadimos el jerez y lo dejamos reducir 2 minutos.
- Añadimos la crema de leche y apagamos el fuego cuando ésta empiece a hervir.

### IDEAS PRÁCTICAS

* Eliminando la crema de leche de la receta y sustituyéndola por un poco de leche desnatada disminuimos el aporte en grasas saturadas y el contenido calórico del plato.

* Podemos usar rebozuelos frescos o bien en conserva o congelados.

### SABER MÁS

Las setas son alimentos con un bajo contenido calórico. Contienen ergosterol, una sustancia que se encuentra en los tejidos vegetales y que puede transformarse en vitamina D. Gracias a la acción del sol, el ergosterol se convierte en provitamina D2 en el organismo, en concreto en el riñón, donde se producen las formas activas de la vitamina D. Favorecen la absorción de calcio y fósforo. Las setas presentan buenas cantidades de vitaminas del grupo B. En concreto, destaca su aporte de vitaminas B2 y B3, además de ser fuente de algunos minerales como yodo, potasio y fósforo.

📍 El salmón es un pescado graso rico en omega-3, muy recomendables en la fibromilagia.

📍 El salmón posee un 11% de grasas, la mayor parte insaturadas. Es rico en ácidos grasos omega-3, con papel antiinflamatorio. Es también una fuente de proteínas de alto valor biológico y de triptófano, aminoácido precursor de la serotonina. Es también rico en vitamina A, fundamental para el desarrollo del sistema nervioso y de la visión, y de vitamina E, un excelente antioxidante. También aporta vitamina D, recomendable para fortalecer los huesos y el sistema inmunitario. La vitamina D regula los niveles de calcio en sangre y favorece su absorción y su fijación en los huesos.

# 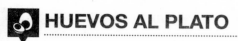 HUEVOS AL PLATO

**INGREDIENTES**

8 huevos

4 ajos tiernos

50 g de virutas de jamón ibérico

Aceite de oliva

**ELABORACIÓN**

- Pelamos los ajos tiernos y los cortamos en juliana muy fina.
- Los salteamos hasta que se doren.
- Colocamos los huevos de dos en dos en recipientes individuales. Los cocemos al horno a 180 °C o al microondas unos 40 segundos a 660 W.
- Colocamos las virutas de jamón y los ajos tiernos encima.

**IDEAS PRÁCTICAS**

\* Es un plato de muy fácil elaboración y de fácil improvisación.

\* Al ser rico en productos animales como el huevo y el jamón, debemos consumirlo con moderación, ya que, a pesar de aportar ventajas nuticionales, es rico en ácido araquidónico, precursor de las prostaglandinas proinflamatorias.

**SABER MÁS**

El huevo es el alimento que contiene las proteínas más completas y de mayor valor biológico, hasta el punto que los expertos en nutrición lo consideran el patrón proteico de referencia. Esto se debe a que contiene en una proporción óptima los ocho aminoácidos esenciales que el organismo necesita para formar sus propias proteínas humanas. La clara está formada fundamentalmente por agua y proteínas de alto valor biológico. La yema, cuyo color oscila entre amarillo y anaranjado, es rica en grasa saturada, colesterol y otros componentes grasos como la lecitina. En la yema también se encuentran pequeñas cantidades de vitaminas liposolubles (A, D), hidrosolubles (tiamina, riboflavina) y minerales como hierro, fósforo, zinc, selenio y sodio. El huevo aporta cantidades apreciables de zinc, selenio y vitaminas A y E. Estos nutrientes se toman con frecuencia en cantidades deficitarias en la alimentación actual y, dado que realizan una misión antioxidante, pueden ayudar a frenar o proteger frente a muchos procesos degenerativos. Por otra parte, el aporte de vitamina D del huevo es muy valioso.

♀ El ajo tierno posee las mismas cualidades nutritivas que el ajo, pero es más rico en agua y su sabor es más suave, por lo que no es tan indigesto ni provoca mal aliento. Destaca su contenido en vitamina C y algunas vitaminas del grupo B. Aporta minerales como el potasio, el calcio, el fósforo y el magnesio, importantes para la salud del sistema musculoesquelético.

♀ El jamón serrano o ibérico procede del cerdo ibérico. Éste se cría principalmente en el sureste del país. A partir del cerdo que se alimenta de hierbas, bulbos, rastrojos y bellotas se elabora el jamón ibérico de bellota. Algunos se alimentan con pienso a base de leguminosas y cereales los últimos tres meses de vida, dando el jamón de recebo. Y unos terceros se alimentan de piensos de calidad controlada, dando el jamón ibérico de cebo. Su composición variará según el tipo de cerdo del que proceda, pero, en contra de lo que se suele creer, contiene una proporción nada despreciable de grasas insaturadas, sobre todo ácido oleico, por lo que es de las carnes rojas más recomendables en la fibromialgia.

#  LENGUADO AL CAVA

**INGREDIENTES**

12-16 filetes de lenguado

3 vasos de cava seco

1 vaso de tomate triturado

1 paquete de puré de patata en polvo

Leche desnatada

Pimienta negra

Perejil

Sal

**ELABORACIÓN**

• En una cazuela honda, vertemos el cava, el tomate triturado, la pimienta y sal y lo llevamos a ebullición, dejándolo reducir unos minutos.

• Añadimos los filetes de lenguado limpios y los cocemos durante 3-4 minutos.

• Elaboramos el puré de patata con la leche desnatada siguiendo las instrucciones del paquete.

• Servimos los filetes de lenguado acompañados de puré de patata y con perejil picado espolvoreado por encima.

**IDEAS PRÁCTICAS**

\* Adecuado como cena. Un plato ligero y no graso, con presencia de dos alimentos recomendados para favorecer el sueño: pescado magro y leche.

\* La utilización de puré de patata deshidratada facilita la elaboración del plato, pero aumenta su contenido en aditivos artificiales. Podemos valorar en cada momento las ventajas y los inconvenientes de elaborar un puré de patata casero. Otra opción sería prescindir del acompañamiento.

♥ El lenguado es un pescado blanco que contiene poca grasa (100 gramos de lenguado aportan 1,5 gramos de grasa). Si se cocina de manera adecuada o se combina con salsas ligeras, es muy útil en dietas hipocalóricas y en las de personas con problemas digestivos. Conviene tener en cuenta que muchas veces el lenguado se fríe o se reboza, dos modos de cocinarlo que hacen que su valor graso y calórico aumente de forma notable. La cantidad de proteínas que contiene no es muy elevada, pero sí de alto valor biológico. Respecto a su contenido en vitaminas, destacan las del grupo B, como la B3 y la B9, pero su presencia en el lenguado no es destacada en comparación con el resto de especies. En cuanto al contenido en minerales, el lenguado destaca por la cantidad de fósforo, potasio, magnesio y yodo.

# PERDIZ A LA VINAGRETA

### INGREDIENTES

1 perdiz cortada a cuartos

1 hoja de laurel

1 cabeza de ajos

1 tomate maduro

2 cebollas

5 zanahorias medianas

1 taza de vinagre

2 tazas de aceite de oliva

Sal

Pimienta negra en granos

### ELABORACIÓN

- En una cazuela, preferentemente de barro, ponemos el aceite de oliva.
- Marcamos la perdiz a cuartos unos minutos.
- Añadimos la taza de vinagre, la hoja de laurel, la cabeza de ajos pelada, el tomate limpio y troceado, las cebollas peladas y cortadas a gajos y las zanahorias peladas y cortadas a rodajas gruesas.
- Lo cocemos a fuego lento, destapando de vez en cuando, durante una hora aproximadamente.

### IDEAS PRÁCTICAS

\* A pesar de ser un plato que requiere tiempo para su elaboración, ésta es sencilla.

\* Podemos elaborarlo con antelación y mantiene sus propiedades durante días si lo conservamos en el frigorífico.

### SABER MÁS

 Las zanahorias son muy ricas en betacaroteno, sustancia antioxidante que, igual que la vitamina E, neutraliza los radicales libres, por lo que el consumo frecuente de zanahorias es recomendable.

Los antioxidantes bloquean el efecto dañino de los radicales libres.

🔘 La carne de perdiz es poco grasa, por su escasa grasa intramuscular. Este modesto contenido graso aumenta el porcentaje de proteínas, que son de alto valor biológico. En cuanto a los minerales, es rica en hierro y fósforo y contiene también magnesio y potasio.

🔘 Las hojas de laurel mejoran las digestiones. Poseen principios activos con capacidad para estimular el apetito, por lo que las recetas que lo contienen están indicadas para personas inapetentes. Además, reduce la formación de gases y la flatulencia y estimula la secreción biliar, con lo que facilita la digestión de las grasas. Contiene ácidos orgánicos y sustancias con acción antioxidante. Como minerales, hay que destacar el manganeso, el magnesio y el calcio.

🔘 El aceite de oliva ejerce una acción antioxidante. Su ingestión habitual hace que la composición de la membrana celular se enriquezca en ácido oleico, su principal componente, haciéndola más resistente a la oxidación. También su contenido en antioxidantes, sobre todo si es aceite virgen, como la vitamina E y diferentes compuestos fenólicos, actúan contrarrestando la oxidación celular, relacionada con numerosas enfermedades, entre ellas la fibromialgia.

# POLLO CON CIRUELAS

### INGREDIENTES

1 pollo cortado a cuartos u octavos

1 cebolla

1 tomate maduro

50 g de ciruelas pasas

2 dientes de ajo

20 g de almendras tostadas

1/2 vasito de vino blanco

4 cucharadas de aceite de oliva

Perejil

Sal

Pimienta negra

### ELABORACIÓN

- En una cazuela, mejor de barro, ponemos 3 cucharadas de aceite de oliva.
- Añadimos el pollo salpimentado y lo doramos.
- Añadimos la cebolla cortada fina y el tomate a cuartos.
- Incorporamos las ciruelas secas y el vino blanco.
- Lo cocemos a fuego medio unos 45 minutos.
- Hacemos una picada con los dientes de ajo pelados, las almendras tostadas, perejil y la cucharada de aceite restante.
- Añadimos la picada a la cazuela y lo dejamos cocer unos 15 minutos más.

### IDEAS PRÁCTICAS

* La elaboración de este plato puede hacerse horas e incluso días antes de su consumo.
* Se conserva bien congelado y en refrigeración y solamente requerirá calentarlo para su consumo.

📍 Su contenido en fibra convierte a las ciruelas pasas en alimentos interesantes en distintas situaciones. Abundan en su composición la fibra soluble, que tiene capacidad de formar geles viscosos que fijan la grasa y el colesterol, con lo que disminuye la absorción de dichas sustancias, y tienen un efecto laxante suave. La riqueza en magnesio de estas frutas las hace interesantes en situaciones en las que las necesidades de este mineral están aumentadas. La ciruela es muy rica en antocianos, que le proporcionan su color característico (sobre todo apreciable en las variedades de tonos rojos y morados). Desde el punto de vista de la salud, los antocianos tienen acción antioxidante y antiséptica. Los antioxidantes bloquean el efecto dañino de los denominados "radicales libres". Lo que en realidad destaca de las ciruelas es su acción laxante, debido a su contenido en fibra, en sorbitol (un tipo de azúcar) y en derivados de la hifroxifenilxantina, sustancias que estimulan la actividad de los músculos del colon.

📍 La grasa de la almendra es fundamentalmente de tipo monoinsaturado y poliinsaturado. Las monoinsaturadas suponen entre un 64% y un 72% de la grasa total, y las poliinsaturadas, entre un 18% y un 22%. Por tanto, las almendras apenas contienen ácidos grasos saturados.

📍 El pollo es una carne blanca poco grasa que aporta proteínas de alto valor biológico. Respecto a su contenido vitamínico, destaca la presencia de ácido fólico y vitamina B3 o niacina. En su composición también figuran cantidades importantes de minerales como hierro, zinc, magnesio, selenio, cobalto y cromo, y vitaminas como tiamina, niacina, retinol y vitaminas B6 y B12.

#  BACALAO CON ORÉGANO

### INGREDIENTES

4 lomos de bacalao desalado

2 cebollas

2 zanahorias

2 puerros

1/2 l de leche desnatada

1 cucharada de harina

Orégano en polvo

3 cucharadas de aceite de oliva

Sal

### ELABORACIÓN

- Cortamos las verduras pequeñas y las pochamos a fuego muy lento con el aceite de oliva.
- Cuando las verduras estén blandas, añadimos los lomos de bacalao desalado.
- Añadimos una cucharada de harina.
- Añadimos la leche y lo espolvoreamos con orégano picado.
- Lo dejamos cocer unos 20 minutos a fuego muy lento.

### IDEAS PRÁCTICAS

\* Buena opción para la cena, ya que contiene alimentos que mejoran el sueño, como el pescado magro y la leche, y es de fácil digestión.

\* Bien tolerada a nivel gastrointestinal, estaría indicada en situaciones de dispepsia o malestar.

### SABER MÁS

Ⓥ El bacalao es un pescado blanco y, por tanto, posee un bajo contenido graso. Almacena sus reservas de grasa preferentemente en el hígado, empleado para la fabricación de aceite de pescado. Su carne es rica en proteínas de alto valor biológico y además posee una amplia variedad de vitaminas y minerales. Entre las vitaminas destacan las del grupo B, principalmente B1, B2, B6 y B9.

- La leche desnatada es fuente de calcio y triptófano.

- La leche desnatada, y los lácteos desnatados en general, son especialmente recomendables en la fibromialgia. Son una fuente importante de triptófano. Éste es un aminoácido esencial, es decir, que no puede ser fabricado por el organismo humano y, por lo tanto, debemos obtenerlo a través de la dieta. Este aminoácido juega un papel fundamental en la síntesis de serotonina y ejerce un efecto favorecedor del sueño. Al haber reducido muy considerablemente su contenido graso, no son fuente de grasas saturadas, con efecto proinflamatorio. Además, son la principal fuente de calcio, imprescindible para una buena salud del sistema óseo.

- Las zanahorias, las cebollas y los puerros, de propiedades parecidas, enriquecen el plato con fibra y sustancias antioxidantes. La fibra dietética ejerce un efecto regulador del tránsito intestinal.

# 9 ◀ COMIDAS ESPECIALES PARA CELEBRACIONES

*Recetas de platos más elaborados pensados para comidas puntuales en las que celebramos algún acontecimiento especial, fines de semana o extras. Cómo compaginar salud y placer en el plato.*

 ## TÁRTARO DE TERNERA Y MANGO

### INGREDIENTES

400 g de filete de ternera

100 g de mango

Mostaza

Zumo de limón

Un chorrito de *whisky*

Aceite de oliva

Sal

Pimienta

### ELABORACIÓN

- Picamos el filete.
- Cortamos el mango a dados pequeños.
- Lo mezclamos en un bol.
- Lo aderezamos con una cucharadita de mostaza, un chorrito de *whisky*, un poco de zumo de limón, sal y pimienta.
- Lo maceramos durante media hora.
- Formamos pequeñas hamburguesas con la mezcla.

### IDEAS PRÁCTICAS

* La carne cruda es difícil de digerir, con lo que no es un plato recomendado si existen digestiones lentas o dispepsias.

* Podemos elaborar la misma receta sustituyendo la carne de ternera por carne de pescado (salmón, atún, etc.). El mango también puede sustituirse por otra fruta, como la piña o la papaya, que poseen enzimas que ayudan a digerir las proteínas: bromelina y papaína respectivamente.

### SABER MÁS

📍 El mango es especialmente rico en magnesio, mineral importante en la síntesis de serotonina y en el buen estado del sistema musculoesquelético. Además, es rico en vitamina C y betacarotenos, antioxidantes potentes.

📍 La ternera, a pesar de ser carne roja y de que se recomiende una ingesta moderada en el caso de fibromialgia, nos aporta elementos interesantes, como el zinc y el selenio, con acción antioxidante, vitaminas del grupo B y hierro tipo hemo, de óptima absorción.

#  ATÚN CON REDUCCIÓN DE VINO TINTO

### INGREDIENTES

4 lomos de atún de unos 150 g

4 pimientos verdes

2 cebollas

1/2 l de caldo de pescado

1/2 l de vino tinto

150 g de azúcar

3 cucharadas de aceite de oliva

Sal

### ELABORACIÓN

- Mezclamos el vino y el caldo de pescado y lo reducimos a fuego fuerte hasta que quede la mitad de volumen.
- Añadimos el azúcar y lo cocemos hasta que quede un jarabe espeso. Lo reservamos.
- Lavamos y cortamos las verduras en juliana y las salteamos con 2 cucharadas de aceite de oliva hasta que queden *al dente*.
- Cocemos los filetes de atún a la plancha hasta que queden al punto.
- Servimos el filete cubierto de jarabe de vino y las verduras como acompañamiento.

### IDEAS PRÁCTICAS

\* Para reducir las calorías del plato, podemos eliminar la reducción de vino tinto de la receta: quedará menos sabroso pero más *light*. Las verduras pueden cocerse al vapor en lugar de saltearse con aceite de oliva.

\* El atún es más sabroso si no está muy hecho, es importante cocerlo al punto para que no quede tan seco.

\* Podemos variar el tipo de verduras para modificar la receta: espárragos, judías verdes, calabacín, berenjena, brotes de soja...

\* Una variación sería cocer la verdura al vapor o bien en el *wok* para reducir el aporte calórico del plato.

* Otra variación posible sería aliñar el plato con salsa de soja para sustituir la reducción de vino, aunque sus ventajas nutricionales en la fibromialgia no están claras, ya que, frente a las ventajas de la soja, esta salsa suele ser muy rica en glutamato, no muy recomendable.

## SABER MÁS

♀ El atún es un pescado azul fuente de grasas omega-3, con efecto antiinflamatorio.

♀ Las verduras nos aportan antioxidantes. Destacan la quercetina de la cebolla y la capsantina del pimiento, así como su contenido en vitamina C.

♀ El atún es un pescado azul, rico en grasas del tipo omega-3, sobre todo EPA, con marcado efecto antiinflamatorio. Además, es fuente de triptófano. Este aminoácido es necesario para sintetizar dos neurotransmisores fundamentales: la serotonina y la melatonina. Ambos poseen un papel fundamental en la regulación del humor y son importantes para conseguir una buena conciliación del sueño, así como un sueño de buena calidad y reparador. El triptófano se transforma en serotonina a través de complejas vías metabólicas y ésta, a su vez, se transforma en N-acetilserotonina, precursora de la melatonina. Por ello es importante que la dieta sea rica en triptófano, para que el organismo pueda sintetizar tanto serotonina como melatonina.

# POLLO CON CIGALAS

**INGREDIENTES**

1 pollo cortado a octavos

12 cigalas

2 cebollas

2 tomates maduros

3 dientes de ajo

100 ml de *brandy*

300 ml de caldo de pollo

12 almendras

1 copa de vino blanco

Aceite de oliva

Sal

Pimienta

Perejil

**ELABORACIÓN**

- Cocemos las cigalas en aceite de oliva en una cazuela grande durante un minuto.
- Las retiramos y las reservamos.
- Salpimentamos el pollo y lo marcamos en el mismo aceite. Lo retiramos y lo reservamos.
- Sofreímos las cebollas picadas y dos dientes de ajo en el mismo aceite durante unos diez minutos a fuego suave.
- Añadimos los tomates rallados y lo cocemos unos diez minutos más.
- Añadimos el *brandy* y lo dejamos evaporar.
- Añadimos el pollo y el caldo de pollo y lo cocemos a fuego suave unos tres cuartos de hora.
- Picamos las almendras, un grano de ajo, perejil y la copa de vino blanco y lo vertemos en la cazuela. Lo cocemos unos 5 minutos más.
- Añadimos las cigalas y lo rectificamos de sal y pimienta.

## IDEAS PRÁCTICAS

* Es un plato que permite la elaboración con antelación.
* Se puede congelar y consumirlo cuando sea necesario.
* Podemos utilizar cigalas congeladas para elaborar el plato. El marisco congelado conserva todas las propiedades nutricionales del marisco fresco, con las ventajas de su mayor accesibilidad, ya que podemos tener de reserva en el congelador, y su mejor precio.

## SABER MÁS

♀ Este maridaje de mar y montaña basa su interés nutricional en las cigalas, marisco poco calórico y fuente de magnesio y vitamina B12, rico en ácidos grasos poliinsaturados, y las almendras, frutos secos muy ricos en ácidos grasos polinsaturados, sobre todo de la familia omega-6, magnesio, zinc y calcio.

♀ El pollo aporta proteínas de alto valor biológico sin exceso de grasa animal ni calorías.

♀ El pollo es fuente de triptófano, fundamental para la síntesis de serotonina y melatonina. Es también fuente de azufre, importante en la síntesis de colágeno, elemento fundamental en cartílagos, tendones y ligamentos.

♀ Las almendras son muy ricas en fibra, especialmente indicada en casos de estreñimiento. Son también fuente de ácidos grasos insaturados, con acción antiinflamatoria, y de magnesio, importante en el metabolismo de la serotonina y para la buena salud musculoesquelética.

# FLAN DE QUESO AZUL CON NUECES

## INGREDIENTES

100 g de queso azul

25 g de nueces peladas

1 cucharada de piñones

1/2 manzana

1 cucharadita de levadura

2 huevos

100 cc de leche desnatada

50 g de queso emmental rallado

50 cc de aceite de oliva

75 g de harina

Sal

## ELABORACIÓN

• Pelamos la manzana y la cortamos a láminas finas.

• Batimos las yemas de huevo con el aceite y la leche.

• Añadimos la levadura, la harina, el queso azul troceado, las nueces troceadas, los piñones y el queso emmental hasta formar una pasta.

• Montamos las claras a punto de nieve y las mezclamos con suavidad con la pasta.

• Lo colocamos en un molde o en moldes individuales con las láminas de manzana en el fondo.

• Lo cocemos al horno a 180 ºC unos 25 minutos.

## IDEAS PRÁCTICAS

* Receta apta también para *tupper* o para un pica-pica.

* Es un plato bastante calórico que debe consumirse con moderación si existen problemas de sobrepeso.

* El queso azul y las nueces pueden potenciar la cefalea en personas especialmente sensibles. Hay que estar alerta por si es el caso.

**SABER MÁS**

◊ Según un estudio del Hospital Clínic de Barcelona, el consumo habitual de nueces, y no de otros frutos secos, se asocia con una mejor memoria de trabajo. Los autores lo definen como la mejoría del "sistema que permite el almacenamiento a corto plazo de la información para realizar tareas verbales y no verbales, como el razonamiento y la comprensión, y determina que estén disponibles para procesamientos de la información posteriores". Este efecto puede atribuirse a una combinación única de propiedades antiamiloidogénicas, antioxidantes y antiinflamatorias de las nueces.

◊ El queso es un alimento muy completo gracias a su contenido en proteínas, lípidos (mayoritariamente saturados), minerales como el fósforo y el calcio y buena parte de las vitaminas de la leche fresca, así como numerosas vitaminas de los grupos A, B y C. Concretamente, los quesos de pasta blanca y, especialmente, los que incluyen hongos internos, como el roquefort, son ricos en vitamina B.

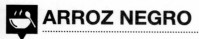

# ARROZ NEGRO

**INGREDIENTES**

350 g de arroz integral

200 g de calamares

200 g de sepia

1 cebolla

1 pimiento verde

4 alcachofas

Aceite de oliva

Tinta de calamar

750 ml de caldo de pescado

**ELABORACIÓN**

- En una cazuela, sofreímos, a fuego muy lento, la cebolla picada hasta que quede como mermelada.
- Añadimos el pimiento verde cortado muy pequeño y acabamos el sofrito.
- Añadimos los calamares y la sepia cortados a anillas.
- Diluimos la tinta en el caldo de pescado y lo añadimos a la cazuela.
- Añadimos el arroz y los corazones de alcachofas cortados a cuartos.
- Lo dejamos hervir durante un unos 45 minutos.
- Apagamos el fuego y lo dejamos reposar 5 minutos con la cazuela tapada.

**IDEAS PRÁCTICAS**

\* Si existen problemas digestivos, es más recomendable sustituir el arroz integral por arroz bomba, de más fácil digestión. En este caso, debemos tener en cuenta que el tiempo de cocción es más corto y que algunas de las propiedades nutricionales del arroz se pierden con el refinado.

**SABER MÁS**

♀ El almidón es el componente principal del arroz, y representa un 70-80%. Se compone de amilosa y amilopectina, siendo la proporción de cada una la que determina las características culinarias del producto. A mayor proporción de amilopectina, más viscosos y pegajosos estarán los granos entre sí. El contenido de proteínas del arroz ronda el 7%, y contiene naturalmente apreciables cantidades de tiamina o vitamina B1, riboflavina o vitamina B2 y niacina o vitamina B3, así como fósforo y potasio. Sin embargo, en la práctica, con su refinamiento y pulido, se pierde hasta el 50% de su contenido en minerales y el 85% de las vitaminas del grupo B, quedando por tanto convertido en un alimento sobre todo energético.

♀ En la composición de la sepia y el calamar, los minerales más destacados son fósforo, potasio, calcio, sodio, magnesio, hierro, yodo y cloro. Respecto a las vitaminas, sobresalen las hidrosolubles del grupo B (B1, B2, B3 y B12) y, en menor proporción, las liposolubles A y D. Son alimentos poco calóricos que aportan sobre todo proteínas de alto valor biológico.

# CIGALAS CON VINO

### INGREDIENTES

12 cigalas

1 cebolla

1/2 vaso de vino blanco

2 cucharadas de aceite de oliva

Sal

### ELABORACIÓN

- En una sartén grande, freímos las cigalas con el aceite de oliva y las reservamos.
- Picamos la cebolla y la sofreímos en el mismo aceite.
- Añadimos el vino blanco y lo dejamos reducir.
- Añadimos las cigalas, lo mezclamos y apagamos el fuego.

### IDEAS PRÁCTICAS

\* Es una receta de muy fácil elaboración, rápida y sabrosa. Ideal para días en los que no nos vemos con ánimos de cocinar.

\* Puede ser una buena opción de cena, ya que es ligera y el pescado es uno de los alimentos que favorecen el sueño.

### SABER MÁS

Las cigalas tienen un valor energético más bien bajo, dado que contienen poca cantidad de grasa. Su composición es mayoritariamente proteica, aportando proteínas de alto valor biológico.

Su bajo valor calórico hace que las cebollas puedan ser incluidas como acompañamiento de cualquier plato que forme parte de una dieta de control de peso. Además, gracias a su elevado contenido en fibra, la cebolla aporta sensación de saciedad tras su consumo y mejora el tránsito intestinal. Además de su contenido en compuestos de azufre y vitaminas C y E, las cebollas contienen gran cantidad de flavonoides, entre los que destacan las antocianinas y la quercetina, todos ellos compuestos antioxidantes.

# CALAMARES CON CHOCOLATE

**INGREDIENTES**

1,5 kg de calamares pequeños

1 cebolla

1 zanahoria

50 cc vino rancio

50 g de almendras tostadas

1 rebanada de pan

1 pastilla de chocolate negro

2 cucharadas de aceite de oliva

250 g de arroz integral

Sal

**ELABORACIÓN**

- Pelamos y cortamos la cebolla y la zanahoria en juliana fina.
- Las sofreímos en el aceite de oliva a fuego lento hasta dorarlas.
- Añadimos los calamares limpios a la cazuela y los cocemos un poco a fuego fuerte hasta que se evapore el agua que dejan.
- Añadimos el vino y lo cocemos 20 minutos.
- Tostamos el pan y hacemos una picada con las almendras, el chocolate y medio vaso de agua.
- Lo añadimos a la cazuela y lo cocemos 15 minutos más.
- Hervimos el arroz en agua, lo escurrimos y lo servimos acompañando los calamares.

**IDEAS PRÁCTICAS**

* Se trata también de un plato de fácil elaboración y que se puede cocinar con antelación, ya que se conserva bien en frío.
* El arroz es un acompañamiento opcional que se puede sustituir por otro u obviarse.

**SABER MÁS**

Tres son las sustancias del chocolate que pueden incidir en el estado de ánimo. Muchos le atribuyen cualidades antidepresivas.

Su contenido en cafeína y teobromina lo convierte en un estimulante leve. La feniletilamina produce un efecto placentero a nivel cerebral y la anandamida causa relajación y sensación de bienestar. Estos dos últimos compuestos también están en el hachís. Otros componentes del cacao, como los flavonoides, por su parte, se han asociado a propiedades antioxidantes. Distintos estudios sostienen que la epicatequina, un flavonoide identificado en el cacao, podría ser de ayuda igualmente para combatir, además de la arteriosclerosis, enfermedades degenerativas y distintas formas de cáncer.

En cuanto al calamar, su contenido medio de proteínas es de 18 gramos por cada 100 gramos de alimento comestible. Dichos nutrientes son de elevado valor biológico y, a diferencia del pescado, en el marisco las proteínas son más fibrosas, tienen más colágeno, motivo por el que son más difíciles de digerir.

# HAMBURGUESAS DE SALMÓN

### INGREDIENTES

600 g de salmón fresco

2 patatas

1 aguacate

1 cebolla tierna

1/2 pimiento rojo

2 ramas de hinojo

1 cucharada de alcaparras

2 cucharadas de zumo de lima

1 cucharada de aceite de oliva

Tabasco

Sal

Pimienta

### ELABORACIÓN

• Picamos el salmón limpio de piel y espinas.

• Picamos las alcaparras y una rama de hinojo, lo mezclamos bien con el salmón y lo salpimentamos. Lo reservamos una hora en la nevera.

• Hervimos las patatas con piel, las dejamos enfriar, las pelamos y las cortamos a dados.

• Pelamos el aguacate y lo hacemos a dados. Lo regamos con el zumo de lima.

• Pelamos y cortamos la cebolla y el pimiento muy finos.

• Mezclamos la cebolla y el pimiento. Los aliñamos con tabasco, zumo de lima, el resto de hinojo picado y aceite de oliva.

• Mezclamos las verduras con el salmón y las alcaparras.

• Hacemos 4 hamburguesas y las cocemos a la plancha al gusto.

• Servimos las hamburguesas de salmón acompañadas de dados de patata y dados de aguacate.

## IDEAS PRÁCTICAS

\* Podemos elaborar las hamburguesas y congelarlas en crudo para disponer de ellas cuando sea necesario.

\* El acompañamiento de patata y aguacate da un toque diferente al plato. Si queremos aligerarlo, podemos sustituirlo por unas chips de alcachofa hechas al horno o una verdura al vapor.

## SABER MÁS

 El salmón es un pescado azul con un 11% de grasas omega-3, con efecto antiinflamatorio. Además, contiene vitaminas del grupo B y vitaminas liposolubles A, antioxidante, y D, importante para el buen estado óseo.

 El aguacate es muy rico en grasa, mayoritariamente monoinsaturada. El 72% del total de grasas es ácido oleico, característico del aceite de oliva. Es rico en minerales como el potasio y el magnesio.

# RAPE CON GULAS Y ALCACHOFAS

### INGREDIENTES

4 lomos de rape de unos 200 g

200 g de gulas

4 dientes de ajo

4 alcachofas

Aceite de oliva

Sal

### ELABORACIÓN

- Salamos los lomos de rape y los cocemos con un poco de aceite unos 8 minutos. Los retiramos.
- En la misma sartén, añadimos más aceite y sofreímos los ajos laminados.
- Una vez dorados, añadimos las alcachofas laminadas.
- Incorporamos las gulas y las salteamos.
- Servimos el rape con el salteado por encima.

### IDEAS PRÁCTICAS

\* Una forma diferente de consumir un pescado blanco muy agradecido por su carne y por no poseer espinas.

\* El salteado de gulas y alcachofas puede prepararse con antelación y añadirlo al pescado, más sabroso si se cuece en el último momento.

### SABER MÁS

♀ Lo más destacado de la composición de la alcachofa es el ácido clorogénico, un compuesto fenólico con capacidad antioxidante, y el cinarósido, flavonoide de acción antiinflamatoria.

♀ El rape es un pescado blanco, con poca grasa pero insaturada, que aporta vitaminas del grupo B, sobre todo B1, B3 y B9, y magnesio.

♀ Las gulas son un sucedáneo de las angulas fabricado a partir de músculo y carne de pescado mezclado con aceites vegetales, clara de huevo y proteína de soja. Aportan proteínas y poca grasa.

# CALDERETA DE BOGAVANTE

**INGREDIENTES**

4 patatas

4 bogavantes

2 cebollas

2 zanahorias

1 puerro

2 tomates maduros

200 cc de jerez

100 cc de coñac

Estragón en polvo

3 cucharadas de aceite de oliva

Sal

Pimienta

**ELABORACIÓN**

- Hervimos las patatas con piel y las reservamos.
- Hervimos agua en una olla, escaldamos los bogavantes durante 2 minutos y los retiramos. Reservamos el agua.
- Separamos las cabezas y las patas del cuerpo. Cortamos el cuerpo de los bogavantes a rodajas gruesas y los salteamos en una cazuela con aceite de oliva. Los retiramos y los reservamos.
- En el mismo aceite, pochamos las verduras cortadas pequeñas.
- Añadimos las pinzas y las cabezas de los bogavantes cortadas por la mitad y las sofreímos unos minutos.
- Añadimos el jerez, el coñac, el estragón y la sal.
- Lo cubrimos con el agua de escaldar los bogavantes y lo hervimos una media hora.
- Colamos el caldo.
- Pelamos las patatas y las cortamos a rodajas. Añadimos el caldo y las rodajas de bogavante a una cazuela y lo dejamos reducir una media hora.

**IDEAS PRÁCTICAS**

* Podemos hacer la misma receta con langosta.

* Es un magnífico plato único completo y delicioso.

**SABER MÁS**

♀ El bogavante es un marisco con proteínas de alto valor biológico y bajo en grasa, y las grasas que posee son de predominio insaturadas. Aporta vitamina B3, potasio y fósforo.

♀ Las verduras, zanahorias, puerros y tomates, enriquecen el plato en vitaminas hidrosolubles, antioxidantes y minerales.

♀ La patata contiene un elevado porcentaje de agua (77%) y es fuente importante de almidón, un hidrato de carbono complejo, y de sustancias minerales como el potasio. Su contenido en proteínas, fibra y vitaminas es escaso. Destacan las vitaminas B6 y C en el momento de la recolección (en la piel), pero durante el almacenamiento y la cocción de este alimento su contenido se ve significativamente reducido. Su valor calórico no es elevado, 80 calorías por cada 100 gramos, pero si se consumen fritas o guisadas pueden triplicar ese valor, ya que absorben gran parte de la grasa que se emplea durante su cocinado. Lo ideal es tomarlas hervidas, cocinadas al vapor o asadas al horno con su piel, ya que es la forma en que conservan mejor sus propiedades nutritivas.

# 10 RECETAS DE PICA-PICA

*Recetas aptas para comidas de tapeo o pica-pica, tanto para una comida informal como para un picnic o un aperitivo.*

##  ALMEJAS A LA MARINERA

### INGREDIENTES

600 g de almejas

2 cebollas

1 hoja de laurel

20 g de harina

1 vaso de vino blanco

Aceite de oliva

Sal

Pimienta

### ELABORACIÓN

- Pelamos y cortamos la cebolla bien fina.
- Sofreímos la cebolla con aceite de oliva hasta que se dore.
- Añadimos un vaso de agua y la hoja de laurel.
- Lo dejamos reducir y añadimos la harina y el vino blanco.
- Cuando el vino hierba, añadimos las almejas limpias.
- Lo salpimentamos.
- Lo cocemos hasta que las almejas se abran.

### IDEAS PRÁCTICAS

* Es un plato ligero y poco calórico.
* Fácil de preparar.

* Esta misma receta puede elaborarse con otro tipo de moluscos, como las chirlas, los berberechos o los mejillones.

* Es un plato que puede ser un buen aperitivo, un entrante o un segundo plato ligero.

### SABER MÁS

♥ Los minerales más destacados que nos aportan las almejas son fósforo, potasio, calcio, sodio, magnesio, hierro, yodo y cloro. Aportan una cantidad de calcio significativa: 128 miligramos por 100 gramos de almejas. En cuanto al hierro, en las almejas es de unos 24 miligramos por 100 gramos. Respecto a las vitaminas, destacan las hidrosolubles del grupo B (B1, B2, B3 y B12) y, en menor proporción, las liposolubles A y D.

♥ Las almejas son también fuente de proteínas de alto valor biológico y aportan triptófano a la alimentación. Éste tiene un papel fundamental en la fibromialgia, ya que participa en los mecanismos de regulación del humor, de la percepción dolorosa y del sueño, pilares fundamentales en la sintomatología de la fibromialgia.

# PULPO PICANTE

## INGREDIENTES

300 g de pulpo

3 dientes de ajo

1 vasito de vino blanco

1 cucharada de harina

1 cucharada de hilos de azafrán

1 hoja de laurel

1/2 cucharada de pimentón dulce

Guindilla seca

## ELABORACIÓN

- Limpiamos el pulpo. Si se trata de un pulpo de tentáculos grandes, los cortamos a trozos.
- Pelamos los ajos, los cortamos a láminas y los sofreímos en un poco de aceite de oliva.
- Cuando se doren los ajos, añadimos la guindilla a rodajas, el pimentón, el azafrán y la harina y lo mezclamos.
- Añadimos el vasito de vino blanco y el pulpo.
- Lo cocemos tapado a fuego lento durante una hora.
- Si queda demasiado líquido, hacemos una cocción rápida a fuego fuerte para reducir.

## IDEAS PRÁCTICAS

* Para que la carne de pulpo quede más esponjosa, podemos congelarlo antes de cocinarlo.
* Una vez cocinado también admite muy bien la congelación, con lo que podemos aprovechar y cocinar más cantidad de la que necesitamos. De esta manera dispondremos de una ración congelada para otra ocasión.
* Si añadimos unas láminas de patata hervida con piel, completamos el plato aumentando el aporte de hidratos de carbono complejos, que favorecen la síntesis de serotonina.

\* Tanto el pimentón como la guindilla se elaboran a partir del pimiento. El pimentón es el polvo del pimiento una vez desecado y molido. La guindilla pertenece a una variedad de pimiento. El sabor picante de la guindilla es debido a la capsaicina. Algunas investigaciones defienden que ésta provoca un aumento de la secreción de moco por parte de la mucosa gástrica que la protegería contra otros irritantes, como los ácidos o el alcohol. Sin embargo, en la práctica puede producir irritación del tubo digestivo y molestias, por lo que no se aconseja su uso si existe gastritis. Se le atribuye también propiedades antifúngicas y analgésicas.

### SABER MÁS

◉ El pulpo aporta sobre todo proteínas de alto valor biológico. Es poco calórico. Respecto a su contenido en micronutrientes, destacan las vitaminas del grupo B (B1, B2, B3, B12), las liposolubles A y D (sobre todo en los pescados grasos) y ciertos minerales (fósforo, potasio, sodio, calcio, magnesio, hierro y yodo).

# SARDINAS CON CASACA

## INGREDIENTES

500 g de sardinas pequeñas

2 huevos

250 g de pan rallado

Aceite oliva

Sal

## ELABORACIÓN

• Limpiamos las sardinas sacando cabeza y espinas.

• Rebozamos las sardinas con el huevo batido y el pan rallado.

• Las freímos en aceite bien caliente.

• Las escurrimos en papel de celulosa.

## IDEAS PRÁCTICAS

* Es importante que las sardinas no sean muy grandes para facilitar su consumo.

* Para que no absorban demasiado aceite, la fritura debe hacerse con el aceite de oliva bien caliente y en cantidad suficiente, ya que si es escaso el alimento lo absorbe como una esponja.

## SABER MÁS

◉ El consumo de pescado azul, entre el que se encuentran las sardinas, puede resultar beneficioso para aliviar los síntomas de enfermedades con componente inflamatorio. A partir de los ácidos grasos omega-3, presentes en estos pescados, se forman sustancias de acción antiinflamatoria llamadas *prostaglandinas*. Según algunos estudios, una dieta rica en ácidos grasos omega-3, principalmente EPA, y antioxidantes podría mitigar la inflamación.

◉ En el caso de las sardinas pequeñas, en las que consumimos parte de la espina, el aporte de calcio es significativo.

# BUÑUELOS DE BACALAO

### INGREDIENTES

200 g de bacalao remojado sin piel ni espinas

2 patatas

40 g de harina

1/2 sobre de levadura

1/2 huevo

1 diente de ajo

Perejil

Sal

Aceite de oliva

### ELABORACIÓN

• Hervimos las patatas peladas y troceadas durante 15-20 minutos.

• Añadimos el bacalao y lo cocemos 5 minutos más.

• Lo escurrimos.

• Lo deshacemos con un tenedor mezclando bien patata y bacalao.

• Añadimos la harina, la levadura, el huevo batido y el ajo y el perejil picados.

• Lo mezclamos bien hasta formar una pasta.

• Freímos en aceite bien caliente trocitos de pasta formando buñuelos.

• Los escurrimos bien en papel de celulosa.

### IDEAS PRÁCTICAS

* La pasta para los buñuelos puede hacerse con antelación y congelarse o conservarse en el frigorífico para freírla en el último momento.

* En algunos mercados, las pescaderías venden buñuelos de bacalao ya elaborados artesanalmente que solamente requieren una fritura.

* A la hora de freírlos es importante utilizar aceite de oliva en cantidad suficiente y que éste esté bien caliente para minimizar su absorción por parte de los buñuelos.

* Es un plato muy adecuado en casos de inapetencia o falta de apetito, ya que es fácil de ingerir y masticar y es apetitoso, a la vez que bastante nutritivo. Aporta energía en poco volumen.

### SABER MÁS

♀ El bacalao es un pescado blanco poco graso. Como todos los pescados, su grasa es rica en omega-3, con acción antiinflamatoria.

♀ La patata aporta sobre todo hidratos de carbono de absorción lenta, favorecedores de la síntesis de serotonina.

# CORAZONES DE ALCACHOFA CON GORGONZOLA

### INGREDIENTES

8 alcachofas

150 g de queso gorgonzola

8 medias nueces

200 cc de vinagre balsámico

100 g de azúcar

Zumo de limón

### ELABORACIÓN

- Limpiamos las alcachofas hasta dejar los corazones enteros.
- Hervimos los corazones unos 20 minutos en agua con sal y zumo de limón.
- Rellenamos los corazones con el queso gorgonzola a trozos y los horneamos a 200 °C durante 5 minutos.
- Colocamos media nuez encima.
- Hacemos una reducción de vinagre con el vinagre balsámico y el azúcar cociendo a fuego lento hasta que se espese (también venden reducciones ya preparadas).
- Regamos los corazones de alcachofas con la reducción de vinagre.

### IDEAS PRÁCTICAS

\* La misma receta se puede elaborar con otras verduras (calabacín, pimiento, tomates pequeños, etc.).

\* Si queremos reducir el contenido calórico del plato, podemos utilizar otros quesos menos grasos: requesón, queso de untar *light* o quesitos desnatados.

### SABER MÁS

La alcachofa contiene diferentes compuestos que le confieren características particulares. Por un lado, la cinarina, sustancia que le proporciona el sabor amargo, es reconocida por su efecto colerético, es decir, aumenta la secreción de bilis. Por otro lado, la inulina, polisacárido abundante en esta verdura, estimula el apetito y favorece la digestión. La alcachofa ayuda en la digestión de alimentos grasos y colabora en la descongestión del hígado porque consigue que la bilis sea menos densa y más fluida. Se trata, con diferencia, de una de las verduras más ricas en fibra. La fibra tiene capacidad de absorber agua y aumenta el volumen de las heces, de manera que ayuda a corregir el estreñimiento.

- El queso gorgonzola es un queso graso y hay que destacar su contenido en calcio.

- Las nueces son frutos secos ricos en ácidos grasos poliinsaturados, fibra y calcio.

- Las nueces destacan por su contenido en grasa. En su composición abundan los ácidos grasos poliinsaturados. Entre éstos destacan el ácido linoleico y el ácido linolénico. Ambos tienen un efecto antiinflamatorio, ya que potencian la síntesis de prostaglandinas antiinflamatorias, con lo que son interesantes en la dieta de la fibromialgia. Además, son buena fuente de vitaminas del grupo B: B1, B2, B3 y B6, con un papel importante en el buen funcionamiento cerebral. En cuanto al aporte de minerales, destacan el magnesio, importante en el metabolismo de la serotonina y en el sistema musculoesquelético, y el fósforo y el calcio, con un papel fundamental en el sistema óseo.

# PINCHO DE ANCHOA Y TOMATE

### INGREDIENTES

8 anchoas en conserva

100 g de queso de cabra tierno

2 tomates maduros

Orégano

Aceite de oliva

### ELABORACIÓN

- Cortamos los tomates a rodajas de medio centímetro.
- Cortamos el queso a láminas.
- Preparamos un pincho con una rodaja de tomate, una lámina de queso y dos filetes de anchoa enrollados.
- Lo aliñamos con orégano y aceite de oliva.

### IDEAS PRÁCTICAS

* De muy fácil elaboración, es delicioso y original.
* Podemos utilizar tomates tipo cereza, que pondríamos enteros.

### SABER MÁS

El color rojo característico del tomate se debe a la presencia de licopeno, un pigmento que abunda en el tomate maduro. Dicho pigmento, al igual que la vitamina C, es antioxidante. Ambas sustancias, junto con las vitaminas A y E, actúan de forma beneficiosa sobre nuestro sistema inmunológico y protegen al organismo gracias a la reducción del efecto nocivo de los radicales libres. Su contenido en fibra le confiere propiedades laxantes. La fibra previene o mejora el estreñimiento.

La anchoa es fuente de ácidos grasos omega-3.

El queso aporta calcio y triptófano.

# CANAPÉ DE ROQUEFORT Y NUECES

### INGREDIENTES

8 rebanadas de pan de molde

200 g de rúcula

200 g de queso roquefort

4 nueces peladas

Aceite de oliva

### ELABORACIÓN

- Hacemos una pasta con el queso roquefort y un poco de aceite de oliva.
- Cortamos las rebanadas de pan de molde según la forma deseada y las untamos con la pasta de roquefort.
- Colocamos las hojas de rúcula limpias y las mitades de nueces peladas encima.

### IDEAS PRÁCTICAS

\* Para reducir las calorías del plato, podemos sustituir el queso por requesón o por un queso de untar bajo en grasas, al que podemos añadir alguna hierba aromática.

### SABER MÁS

- El queso, a pesar de aportar grasas con acción proinflamatoria, son fuente importante de calcio y de triptófano, con efecto positivo para la salud del fibromiálgico.
- Las nueces aportan ácidos grasos insaturados, con efecto contrario, es decir, antiinflamatorio.

# MONTADITO MEDITERRÁNEO

### INGREDIENTES

8 rebanadas de pan de barra cortadas finas

Pasta de oliva negra

200 g de queso de cabra de tubo redondo

2 tomates maduros

Albahaca fresca

Aceite de oliva

Sal

### ELABORACIÓN

• Untamos las rebanadas de pan con aceite y sal.

• Las horneamos a 120 ºC unos 40 minutos.

• Las untamos con la pasta de aceitunas.

• Limpiamos los tomates y los cortamos a rodajas.

• Montamos el montadito con la rebanada untada, una rodaja de tomate, una rodaja de queso de cabra y unas hojas de albahaca fresca.

### IDEAS PRÁCTICAS

* Podemos tostar el pan con antelación, pero no es recomendable preparar el montadito mucho antes de su consumo, ya que el pan puede reblandecerse.

* Si gratinamos el montadito en el último momento, el queso se fundirá, es una opción alternativa.

### SABER MÁS

📍 Las aceitunas son fuente de ácido oleico y polifenoles. La pasta de aceitunas posee las mismas propiedades que el aceite, además de fibra, sodio, hidratos de carbono, proteínas, calcio, potasio, hierro, fósforo, magnesio y yodo.

# CANAPÉ DE CEBOLLA Y BOQUERÓN

### INGREDIENTES

8 rebanadas de pan de molde

1 cebolla

150 g de queso feta

8 filetes de boquerones en vinagre

4 tomates cereza

Miel

### ELABORACIÓN

- Cortamos la cebolla en juliana fina y la pochamos con un poco de aceite de oliva y un poco de agua una media hora.
- Cortamos el pan de molde en forma redonda.
- Cubrimos las rebanadas con la cebolla. Encima, colocamos los filetes de boquerón, medio tomate cereza y un trozo de queso feta.
- Las aliñamos con un chorrito de miel.

### IDEAS PRÁCTICAS

\* Para reducir las calorías del canapé, podríamos presentarlo sin el queso feta, rico en grasas saturadas.

\* Otra alternativa es sustituir la cebolla confitada por cebolla frita y desecada al horno, lo que da una textura crujiente muy diferente.

### SABER MÁS

◊ Las propiedades de las cebollas se deben, más que a su composición nutritiva, a su abundancia de antioxidantes, entre ellos los flavonoides y los compuestos azufrados. Estos últimos son sustancias precursoras de compuestos volátiles, que son las que aportan a la cebolla ese olor y sabor tan característicos.

◊ El tomate también es fuente de antioxidantes, entre los que destaca el licopeno.

◊ El boquerón aporta omega-3 y el queso, calcio y triptófano.

# PASTA DE BACALAO

### INGREDIENTES

150 g de bacalao desalado

3 cucharadas de aceite de oliva

Leche desnatada

3 dientes de ajo

Pimienta blanca

Sal

### ELABORACIÓN

- Ponemos el bacalao en un cazo con un poco de agua y le damos un hervor (apagamos el fuego enseguida que empiece a hervir).
- Lo dejamos reposar un rato en esta agua, lo escurrimos, le sacamos piel y espinas y lo troceamos bien pequeño.
- En un cazo, calentamos el aceite de oliva con los dientes de ajo y añadimos el bacalao.
- Lo mezclamos con energía hasta formar una pasta.
- Añadimos un poco de pimienta y leche desnatada caliente mientras mezclamos sin dejar de remover para que ligue.
- Lo servimos con tostaditas.

### IDEAS PRÁCTICAS

* Una idea saludable y diferente es servir la pasta con diferentes verduras cortadas a bastoncitos: zanahoria, calabacín, apio, pepino, etc.
* También la podemos untar encima de rodajas de tomate o pepino, como un "canapé vegetal".
* La pasta se puede elaborar con antelación y se conserva varios días en frío.

### SABER MÁS

- El bacalao es un pescado blanco poco graso y poco calórico, suave y de fácil digestión.
- La leche, mejor desnatada, es fuente de calcio y triptófano.

# 11 RECETAS DE POSTRES

*Recetas de postres y tentempiés apetitosas y sencillas aptas para personas con fibromialgia.*

##  PERAS AL VINO

### INGREDIENTES

8 peras

1 l de vino tinto dulce

8 cucharadas de azúcar

1/2 vaso de agua

1 barrita de canela

### ELABORACIÓN

• Pelamos las peras y las colocamos en una cazuela honda.

• Añadimos el vino, el agua y la canela.

• Una vez cocidas, las retiramos y las dejamos enfriar.

### IDEAS PRÁCTICAS

* Es una receta sencilla y que permite conservar la fruta durante bastante tiempo, sobre todo si lo hacemos en frío.

* La pera macerada de esta manera gana en digestibilidad.

* Las peras al vino pueden ser un buen acompañamiento para platos de carne, ya que enriquecen el plato en fibra.

### SABER MÁS

ⓥ La pera es una de las frutas más sabrosas y suculentas, siempre y cuando se coma en su punto de sazón, por lo que su consumo es adecuado en todas las etapas de la vida. Por su abundancia de potasio, su consumo conviene a quienes toman diuréticos que eliminan potasio, para suplir las pérdidas. Dado su carácter ligeramente astringente, es apropiada en caso de diarrea, y por su suave efecto diurético, en caso de retención de líquidos. Los taninos que contiene le confieren propiedades astringentes y anti-inflamatorias.

📍 La fruta cocida presenta algunas ventajas frente a la fruta fresca. La fruta cocida se asimila mejor y es más digestiva. Está especialmente indicada en casos de irritación del tracto gastrointestinal, ya que es de fácil digestión y asimilación. También en casos de inapetencia o dificultades de masticación o deglución. En caso de estreñimiento, es aconsejable cocer las frutas con la piel y añadir frutas desecadas como la ciruela, los orejones o las pasas y/o frutos secos, para aumentar el contenido en fibra. En caso de diarrea, debe cocerse la fruta pelada y ésta debe estar bien madura. Las peras, las manzanas y el membrillo son las más indicadas. Son ricas en fibra soluble, pectinas, mucílagos y taninos, lo que aumenta su poder astringente.

# PASTEL DE QUESO

### INGREDIENTES

500 g de requesón

4 huevos

50 g de harina de maíz

30 g de leche en polvo desnatada

150 g de azúcar

50 g de fresas

Zumo de 1/2 limón

### ELABORACIÓN

- Envolvemos el molde con papel para horno.
- Mezclamos el requesón, las yemas de los huevos, la harina de maíz y la leche en polvo. Lo batimos hasta homogeneizarlo.
- Montamos las claras a punto de nieve y añadimos el azúcar lentamente.
- Lo incorporamos a la mezcla de queso.
- Llenamos el molde.
- Lo horneamos a 170 ºC durante 15 minutos.
- Hacemos una salsa triturando las fresas limpias con el zumo de limón y un poco de azúcar. Acompañamos el pastel con la salsa de fresas.

### IDEAS PRÁCTICAS

* La salsa se puede elaborar con distintas frutas. Las que mejor van son toda la variedad de frutos del bosque: arándanos, moras, grosellas, etc.

* Podemos elaborar el pastel en moldes individuales y utilizarlo como pica-pica o como merienda.

### SABER MÁS

A las fresas se les atribuyen diversas propiedades, sobre todo por su abundancia en vitamina C, presente en mayor cantidad que en los cítricos. Una persona adulta sana necesita 60 miligramos al día de vitamina C, y 100 gramos de fresas o fresones satisfacen la totalidad de las recomendaciones. Este nutriente posee una comprobada acción antioxidante, igual que los antocianos y la vitamina E que también contienen.

♀ La leche y el requesón son fuente de calcio y triptófano, materia prima para la síntesis de serotonina.

♀ El requesón es un queso pobre en grasa. La leche desnatada y el requesón representan una buena fuente de calcio, fundamental para el buen estado de los huesos. Son también fuente de triptófano. Éste es un aminoácido esencial muy importante en la síntesis de serotonina, un neurotransmisor con papel fundamental en la sensación de dolor y en el control del humor y de la depresión. Se han detectado niveles bajos de serotonina en pacientes con fibromialgia y parece ser que aumentar sus niveles mejora la sintomatología en esta patología. También es importante en la síntesis de melatonina, neurotransmisor fundamental en la regulación del sueño. Dado que los trastornos del sueño suelen ser un síntoma muy frecuente en la fibromialgia, estos alimentos pueden mejorar su sintomatología.

# PUDIN DE FRUTA

## INGREDIENTES

100 g de nata líquida

2 vasos de leche desnatada

100 g de azúcar

6 huevos

300 g de fruta variada

Trozos de bizcocho o galletas

## ELABORACIÓN

• Mezclamos la nata liquida, la leche desnatada, los huevos y el azúcar con una batidora.

• Pelamos y cortamos la fruta a dados.

• Cortamos los trozos de barquillo y galletas.

• Llenamos un molde con los bizcochos, las galletas y los dados de fruta. Lo rellenamos con la mezcla batida.

• Lo cocemos al baño María en el horno a 150 ºC durante 35 minutos, hasta que cuaje.

## IDEAS PRÁCTICAS

\* Esta receta es ideal para "reciclar" los restos de galletas, bizcochos y fruta que tenemos en casa, con lo que es práctica también a la hora de improvisar.

\* Puede constituir una buena merienda o tentempié para los días en los que estamos inapetentes o necesitamos un plus de energía.

## SABER MÁS

♀ La fruta nos aporta fibra, para regular el tránsito intestinal, y antioxidantes. Los huevos, proteínas de alto valor biológico (y triptófano) y zinc. La leche, calcio y también triptófano. Los trozos de galleta y bizcocho, hidratos de carbono, favorecedores de la síntesis de serotonina.

#  PAPILLOTE DE NARANJA Y PLÁTANO

### INGREDIENTES

4 plátanos

5 naranjas

1 limón

100 g de azúcar

50 g de pasas

1 cucharada de ron

1 rama de canela

### ELABORACIÓN

- Mezclamos el zumo de una naranja, el zumo de un limón, el ron, el azúcar, las pieles de las frutas y las pasas. Lo hervimos durante unos 10 minutos y lo dejamos reposar.
- Pelamos y cortamos las naranjas restantes y los plátanos a rodajas.
- Hacemos 4 cuadrados de papel de aluminio y colocamos la fruta encima a capas.
- Lo regamos con la mezcla.
- Cerramos los papeles como una empanadilla.
- Lo cocemos en el horno a 170 ºC unos minutos.

### IDEAS PRÁCTICAS

\* Cocer la fruta hace que sea mucho más digestible y más adecuada cuando existen molestias gastrointestinales, lo que compensa la posible pérdida de vitaminas

### SABER MÁS

📍 La naranja y su zumo son una fuente excelente de vitamina C, flavonoides y betacarotenos, con función antioxidante.

📍 Los nutrientes más representativos del plátano son el potasio, el magnesio, el ácido fólico y sustancias de acción astringente, sin despreciar su elevado aporte de fibra, del tipo fructooligosacáridos. Estos últimos lo convierten en una fruta apropiada para quienes sufren de procesos diarreicos.

# BIZCOCHOS CON FRESAS Y REQUESÓN

### INGREDIENTES

12 bizcochos

2 manzanas

300 g de fresas

1 limón

60 g de azúcar

200 g de requesón

1 ramita de menta

### ELABORACIÓN

- Licuamos las manzanas y empapamos los bizcochos en el zumo.
- Batimos las fresas (reservamos alguna para decorar), el zumo del limón y el azúcar hasta hacer un puré. Reservamos la mitad.
- Mezclamos la otra mitad con el requesón y lo batimos otra vez.
- Montamos el pastel con una capa de bizcocho, una capa de puré de fresas y una capa de mezcla de queso. Lo decoramos con las fresas restantes y unas hojas de menta.

### IDEAS PRÁCTICAS

* Es un pastel de elaboración fácil y rápida.
* Para simplificar la receta, podemos usar zumo de manzana envasado.
* Si sustituimos el azúcar por edulcorante, reducimos el aporte calórico de la receta, lo que la hace más adecuada en casos en los que exista un problema de sobrepeso.
* Las fresas pueden sustituirse por otras frutas, como arándanos, frambuesas, moras, o cerezas.

### SABER MÁS

El bizcocho aporta hidratos de carbono de absorción lenta a la receta. Este nutriente aumenta los niveles de serotonina, favorable para la fibromialgia.

Las fresas son frutas ricas en vitamina C y flavonoides, con acción antioxidante. Contienen salicilatos, con acción antiinflamatoria y antiálgica. Su aporte en fibra las hace especialmente recomendables en caso de estreñimiento.

El requesón es un derivado lácteo pobre en grasa. Aporta calcio, importante en el buen estado de los huesos. Es también fuente de triptófano, aminoácido que potencia la síntesis de serotonina y que favorece un buen sueño.

# PASTEL DE ALMENDRA, PLÁTANO Y CACAO

## INGREDIENTES

150 g de almendra en polvo

2 plátanos

270 g de azúcar glas

75 g de harina

8 claras de huevo

40 g de cacao en polvo

6 cucharadas de aceite de oliva

## ELABORACIÓN

- Pelamos los plátanos y los cortamos a rodajas. Los salteamos con un poco de azúcar y un poco de aceite en una sartén.
- Montamos las claras de huevo a punto de nieve y las mezclamos con el azúcar restante. Añadimos el aceite, la almendra en polvo, la harina y el cacao en polvo.
- Incorporamos los plátanos caramelizados.
- Lo ponemos en un molde.
- Lo horneamos a 180° C durante 20 minutos.

## IDEAS PRÁCTICAS

* La misma receta se puede elaborar con otros tipos de fruta, como piña, mango, pera o manzana.
* Altamente nutritivo, con una gran concentración de nutrientes en poco volumen. Ideal para días o períodos con poco apetito, en los que nos cueste comer.
* Una alternativa sería caramelizar el plátano con azúcar y un poco de agua en el horno, a potencia baja durante un tiempo largo. De esta manera reduciríamos el aporte graso del plato.

## SABER MÁS

El calcio es un mineral elemental para la formación de huesos y dientes, a los que da dureza y consistencia, aunque también participa en funciones tan importantes como la transmisión del impulso nervioso o la conexión nerviosa. Si bien el alimento de referencia como fuente de calcio es la leche, hay otros, como los frutos secos, con un mayor contenido de este mineral. Y dentro de este grupo las almendras destacan sobre el resto, con un contenido en calcio de 250 mg por 100 g, sustancial si se compara con la leche de vaca (120-125 mg/100 g). Pese a que la absorción del calcio vegetal puede no ser tan eficiente, acostumbrarse a comer más vegetales y menos proteína animal favorece el aprovechamiento del calcio alimentario y su absorción en el organismo.

♀ Se ha relacionado la fibromialgia con niveles bajos de serotonina, que podría tener un papel importante en síntomas como el dolor o los problemas para conciliar el sueño. Parece ser que el chocolate aumenta los niveles de serotonina cerebrales, contribuyendo a la sensación de bienestar. Además, el chocolate es fuente de magnesio, mineral fundamental en el metabolismo de la serotonina.

♀ Las claras de huevo son fuente de triptófano, aminoácido precursor en la síntesis de serotonina.

# BROCHETA DE FRUTOS ROJOS

### INGREDIENTES

400 g de fresones

40 g de azúcar

4 fresas

4 frambuesas

4 moras

4 arándanos

### ELABORACIÓN

- Lavamos los fresones, los colocamos en una fuente para horno con el azúcar y los tapamos con plástico film.
- Los horneamos a 90 °C durante dos horas.
- Colamos el líquido resultante y desechamos el resto.
- Montamos las brochetas con una fruta de cada en un palillo largo.
- Colocamos la brocheta en un vaso largo y llenamos la mitad del vaso con el jarabe de fresones.

### IDEAS PRÁCTICAS

\* Si utilizamos edulcorante en lugar de azúcar para la elaboración de la receta, reduciremos mucho el contenido calórico. Sin embargo, hay que valorar pros y contras, ya que los edulcorantes suelen provocar muchas intolerancias en la fibromialgia.

### SABER MÁS

Estas frutas son de bajo valor calórico por su escaso aporte de hidratos de carbono. Son especialmente ricas en vitamina C, ya que tienen cantidades mayores que algunos cítricos. En general, las bayas silvestres son buena fuente de fibra, que mejora el tránsito intestinal, de potasio, hierro y calcio (estos dos últimos de peor aprovechamiento que los procedentes de alimentos de origen animal), de taninos, de acción astringente, y de diversos ácidos orgánicos. Sin embargo, lo que en realidad caracteriza a estas frutas es su abundancia de pigmentos naturales (antocianos y carotenoides), de acción antioxidante.

#  *MOUSSE* DE CHOCOLATE

**INGREDIENTES**

150 g de leche desnatada

50 g de azúcar

2 yemas de huevo

3 g de gelatina en hojas

280 g de cobertura de chocolate 64% cacao

2 yogures desnatados azucarados

**ELABORACIÓN**

- Llevamos la leche a ebullición.
- Mezclamos el azúcar y las yemas de huevo y lo añadimos a la leche. Lo cocemos a fuego lento sin que llegue a hervir.
- Añadimos la gelatina remojada en agua fría.
- Incorporamos la cobertura de chocolate y lo mezclamos hasta que se disuelva.
- Batimos los yogures y los incorporamos a la mezcla.
- Llenamos copas individuales, las tapamos con film trasparente y las dejamos reposar en el frigorífico.

**IDEAS PRÁCTICAS**

\* Si congelamos la *mousse*, obtendremos un delicioso helado de chocolate bajo en grasas.

\* Podemos combinarla con frutas. Casa especialmente bien con frutos rojos, muy ricos en antioxidantes.

**SABER MÁS**

El chocolate es fuente de triptófano, precursor de la serotonina, con lo que favorece su síntesis. Es también rico en antioxidantes. Se considera un antidepresivo y antiestresante natural, Estimula las funciones cerebrales realizando una función de neuromodulador.

# PASTEL DE NUECES

### INGREDIENTES

300 g de azúcar

200 g de harina

150 g de nueces

6 huevos

1 naranja

1 sobre de levadura

6 porciones de chocolate negro para cobertura

### ELABORACIÓN

• Separamos la yema de las claras.

• Mezclamos las yemas con el azúcar. Añadimos la harina y la levadura, 100 g de nueces picadas y la piel de la naranja rallada.

• Incorporamos las claras a punto de nieve.

• Llenamos un molde con la masa.

• Lo horneamos a horno medio unos 45 minutos.

• Fundimos el chocolate y cubrimos la tarta. La decoramos con las nueces restantes y la dejamos enfriar hasta que endurezca.

### IDEAS PRÁCTICAS

* Es un pastel fácil de elaborar y delicioso.

* Su contenido energético y calórico es considerable, con lo que debemos moderar su consumo, sobre todo si existe sobrepeso.

### SABER MÁS

♀ Las nueces son ricas en fibra y ácidos grasos poliinsaturados, ricos en antioxidantes, polifenoles que mejoran la memoria y la función cognitiva.

# REQUESÓN CON SALSA DE CEREZAS

### INGREDIENTES

1 kg de cerezas

500 g de requesón

100 g de azúcar

1 rama de vainilla

0,5 dl de *kirsch*

### ELABORACIÓN

- Sacamos el hueso de las cerezas y las mezclamos con el *kirsch*, el azúcar y la rama de vainilla.
- Lo maceramos durante una hora.
- Lo hervimos durante unos minutos a fuego suave.
- Retiramos la rama de vainilla y lo batimos con la batidora.
- Lo colamos.
- Repartimos el requesón en tarrinas individuales y lo regamos con la mezcla anterior.

### IDEAS PRÁCTICAS

\* Una variedad sería poner el jarabe de cerezas al fondo de las tarrinas, después añadir el requesón batido y congelarlo, haciendo un helado con *coulis* de cereza.

### SABER MÁS

La cereza es rica en hidratos de carbono, sobre todo fructosa, si bien su valor calórico es moderado respecto a otras frutas. Aporta cantidades significativas de fibra, que mejora el tránsito intestinal. En lo que se refiere a su contenido de vitaminas, están presentes en pequeñas cantidades la provitamina A y la vitamina C. Lo que en realidad destaca de las cerezas es su contenido en flavonoides (sobre todo antocianos, relacionados con el color característico de estas frutas) y ácido elágico, del grupo de los polifenoles, ambos excelentes antioxidantes.

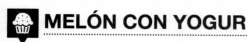# MELÓN CON YOGUR

**INGREDIENTES**

1 melón

2 yogures desnatados

2 cucharaditas de canela en polvo

20 g de azúcar

100 g de cerezas

**ELABORACIÓN**

- Hacemos bolas con la pulpa del melón.
- Batimos los yogures con la canela en polvo.
- Mezclamos las bolas de melón con la crema de yogur, lo colocamos en copas individuales y lo enfriamos en el frigorífico.
- Sacamos los huesos de las cerezas y las colocamos encima de la mezcla anterior.
- Lo espolvoreamos con canela en polvo.

**IDEAS PRÁCTICAS**

\* Si en lugar de colocar en el frigorífico lo colocamos en el congelador, obtendremos un exquisito y muy sano helado de melón.

\* Adecuado en caso de estreñimiento por la fibra de la fruta más los probióticos del yogur.

**SABER MÁS**

🔆 El melón es fuente de betacarotenos, de acción antioxidante, y su cantidad depende de la intensidad del pigmento anaranjado en la pulpa. Los minerales que aporta en mayor cantidad son el potasio, el magnesio y el calcio, este último de peor aprovechamiento que el que procede de los lácteos u otros alimentos que son buena fuente de dicho mineral. Es también fuente de vitamina C. La vitamina C tiene acción antioxidante, igual que los betacarotenos. Dicha vitamina interviene en la formación de colágeno, huesos y dientes.

🔆 El yogur aporta calcio y probióticos y es una fuente de triptófano.

🔆 Las cerezas son ricas en antioxidantes y también parecen tener una acción antiinflamatoria independiente de éstos.

# 12 CONSERVAS

*Me ha parecido interesante y útil incluir un capítulo de conservas en este volumen.*

*Tener un fondo de despensa puede ser de gran ayuda para los días en los que no somos capaces de cocinar. Aprovechar los días "buenos" para elaborarlas y guardarlas para cuando las podamos necesitar es una buena estrategia.*

*Además, si tenemos en cuenta que las personas con fibromialgia suelen tolerar mal el exceso de aditivos, es doblemente interesante poder elaborar conservas naturales sin ningún tipo de aditivo químico.*

##  BOQUERONES EN VINAGRE

- Limpiamos bien los boquerones sacando tripas, cabeza y espinas.
- Los dejamos reposar envueltos en sal durante 24 horas.
- Al cabo de este tiempo, limpiamos bien los boquerones de la sal y los dejamos macerar en vinagre durante un par de horas.
- Pasadas las dos horas, escurrimos el vinagre y ponemos los boquerones en aceite de oliva con unos granos de pimienta.
- Los dejamos reposar, mejor en la nevera.

##  MEMBRILLO

- Pelamos y troceamos los membrillos.
- Añadimos azúcar: 900 g de azúcar por cada quilo de fruta limpia.
- Lo ponemos a hervir en una olla alta y lo dejamos cocer unos 45 minutos sin dejar de mezclar.
- Lo colocamos en moldes o bandejas y lo dejamos enfriar.
- Se conserva unas semanas en el frigorífico.

## COL CONFITADA

- Limpiamos la col y la cortamos en juliana, a tiras finas.
- La introducimos en un bote haciendo capas intercaladas de col y sal gorda, bien apretado para no dejar espacios.
- Preparamos una mezcla de agua y vinagre a partes iguales.
- Rellenamos el bote con la mezcla.
- Tapamos el bote y lo conservamos.

 ## CEBOLLA CONFITADA

- Pelamos las cebollas y las cortamos a tiras finas.
- Las colocamos en una cazuela con aceite de oliva y agua.
- Las cocemos a fuego muy suave lentamente durante 4 o 5 horas, mezclando de vez en cuando.
- Cuando la cebolla adquiera un color marrón, está lista.
- La ponemos en tarros y la conservamos en el congelador o pasteurizada al baño María.

## PIMIENTO ASADO

- Lavamos los pimientos rojos.
- Los asamos enteros al horno a 180 ºC.
- Una vez cocidos, los envolvemos con papel de aluminio durante una media hora.
- Los pelamos, conservando el jugo que desprenden, y los cortamos a tiras.
- Los ponemos en tarros esterilizados del tamaño que nos interese.
- Añadimos un poco del jugo desprendido y un chorro de aceite de oliva.
- Los tapamos y los pasteurizamos cubiertos en agua durante unos 15 minutos.
- Los enfriamos y los reservamos.

## ATÚN EN ACEITE DE OLIVA

- Cortamos el lomo de atún a rodajas de unos dos dedos de ancho, desechando la parte negra.
- Las conservamos en remojo en agua fría unos 15 minutos, las escurrimos y las secamos bien.
- Colocamos las rodajas en tarros del mismo tamaño que el trozo.
- Añadimos sal, pimienta blanca y un poco de laurel o romero.
- Lo cubrimos con aceite de oliva y lo tapamos herméticamente.
- Lo cocemos al baño María durante unos 20 minutos.
- Lo dejamos enfriar y lo conservamos.

## COMPOTA DE ZANAHORIAS Y PERAS

- Pelamos 1 kg de peras y las ponemos en agua y el zumo de un limón.
- Rallamos 300 g de zanahorias.
- En una cazuela de barro, colocamos las peras, las zanahorias ralladas, 300 g de azúcar, 4 cucharadas de zumo de limón, un trozo de canela en rama y vainilla en polvo. Lo cocemos a fuego suave una hora, mezclando con frecuencia.
- Lo colocamos en tarros y lo tapamos.

## CEREZAS EN ALMÍBAR

- Limpiamos 3/4 de kg de cerezas y les sacamos el rabo.
- Escaldamos las cerezas durante 15 segundos en agua hirviendo. Las pasamos por agua fría y las escurrimos.
- Hervimos 3/4 de l de agua con 3/4 de kg de azúcar unos 5 minutos, hasta hacer almíbar.
- Llenamos tarros con las cerezas y los acabamos de llenar de almíbar.
- Los hervimos al baño María unos 20 minutos.

# SETAS EN ESCABECHE

- Limpiamos bien las setas (1 kg).
- Pelamos una cebolla y la cortamos a tiras.
- Chafamos 4 dientes de ajo con piel y los ponemos en una cazuela, preferiblemente de barro.
- Añadimos la cebolla cortada, una hoja de laurel, un clavo de especia, una rama de romero, 1/4 de l de vinagre, 1/4 de l de agua mineral, 1/4 de l de aceite de oliva y unos granos de pimienta negra.
- Lo cocemos durante 5 minutos.
- Incorporamos las setas, lo tapamos y lo cocemos unos 10 minutos más.
- Lo dejamos enfriar y lo guardamos en tarros con el mismo jugo.

 # SETAS AL NATURAL

- Limpiamos bien las setas eliminando los trozos tocados y las piezas que no estén bien (puede hacerse con un solo tipo de setas o variados).
- Ponemos a hervir una olla con agua. Cuando empiece a hervir, introducimos las setas con una cesta metálica o un colador para escaldarlas. Las retiramos cuando el agua vuelva a romper a hervir.
- Las dejamos enfriar.
- Escogemos recipientes de cristal con tapa hermética.
- Llenamos los recipientes con las setas, los acabamos de llenar con agua del escaldado y los tapamos.
- Los hervimos al baño María durante 10 minutos.

 # SETAS EN SAL

- Limpiamos las setas y las secamos bien.
- Las metemos en tarros alternando capas de setas y sal. Utilizamos 50 g de sal gorda por cada 1/2 kg de setas. La última capa debe ser de sal.
- Antes del consumo, debemos lavar bien las setas con agua.

##  SETAS DESECADAS

- Limpiamos las setas inmediatamente después de la recolección, pero sin lavarlas. Quitamos la suciedad con un cuchillo y un trapo o una brocha.
- Las cortamos si tienen un tamaño considerable.
- Las extendemos sobre un papel de embalar y las cubrimos con una tela de mosquitera. También se pueden desecar insertadas en un hilo en forma de collar y colgadas.
- Las almacenamos en un lugar en el que corra el aire, pero resguardadas de la luz.
- Una vez estén secas, las guardamos en tarros de rosca que cierren bien.
- Para utilizarlas de nuevo, sólo hay que remojarlas en agua.

##  SETAS EN ACEITE

- Limpiamos y lavamos las setas.
- Las escaldamos sumergidas en agua hirviendo durante 2 minutos.
- Las dejamos enfriar.
- Añadimos un poco de sal y hierbas aromáticas.
- Las introducimos en un frasco esterilizado.
- Las cubrimos con aceite de oliva y lo cerramos herméticamente.

##  SETAS CONGELADAS

- Lavamos y cortamos las setas a rodajas.
- Las escaldamos en agua hirviendo 2 minutos, aunque también se pueden congelar crudas y cortadas a láminas.
- Las escurrimos y las secamos con un paño.
- Las metemos en bolsas o en recipientes especiales para congelador. Han de mantenerse 24 horas en el congelador a frío intenso y después volver a regular el congelador a temperatura normal, es decir, a unos 18 grados bajo cero. Así se conservan hasta seis meses.
- También se pueden congelar las setas cocinadas.

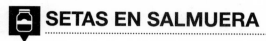

# SETAS EN SALMUERA

- Limpiamos las setas y las escaldamos 2 minutos en agua hirviendo.
- Las escurrimos y las metemos en un tarro limpio.
- Hervimos y dejamos enfriar la salmuera, compuesta por 75 g de sal por cada 1/2 l de agua.
- Una vez fría, la vertemos en el tarro cubriendo bien las setas.
- Las terminamos de cubrir con un dedo de aceite de oliva y cerramos bien el tarro.

# 13 GLOSARIO

## ▶ ANALGÉSICOS

Los analgésicos son medicinas que reducen o alivian el dolor (dolores de cabeza, musculares, artríticos o muchos otros). Existen muchos tipos diferentes de analgésicos y cada uno tiene sus ventajas y sus riesgos. Algunos tipos de dolor responden mejor a determinadas medicinas que a otras. Además, cada persona puede tener una respuesta ligeramente distinta a un analgésico.

## ▶ ANTIINFLAMATORIOS

Son medicamentos que, como su nombre indica, actúan contra la inflamación. Aunque la inflamación no es uno de los síntomas de la fibromialgia, estos medicamentos también alivian el dolor. Actúan inhibiendo las prostaglandinas, importantes mediadores de la inflamación y el dolor.

## ▶ ANTIOXIDANTES

Los radicales libres son moléculas reactivas que pueden causar daño en nuestras células y provocar diferentes patologías, como enfermedades cardiovasculares, cáncer o enfermedades degenerativas como el Alzheimer. Se producen continuamente en el organismo debido al metabolismo de las células. El organismo se defiende de los radicales libres con los antioxidantes. Existen antioxidantes endógenos, que se producen en el propio organismo, y antioxidantes exógenos, proporcionados por lo alimentos. Son vitaminas, minerales, carotenoides y polifenoles. Existen alimentos con un alto contenido en antioxidantes: las frutas y las verduras, los cereales, los frutos secos, el aceite de oliva o el vino tinto.

Los principales antioxidantes son la vitamina C, la vitamina E, los carotenoides (alfa y betacarotenos, criptoxantina, zeaxantina, licopeno) y los compuestos fitoquímicos (flavonoides, catequinas, hidroxitirosol, oleuropeína, resveratrol y quercetina).

# ▶ BALANCE ENERGÉTICO

Se entiende por *balance energético* la relación entre el consumo de energía y el gasto energético.

Obtenemos energía de los alimentos que ingerimos. Cuando gastamos la misma cantidad de energía que consumimos en el día, estamos hablando de un *balance energético equilibrado*. Cuando gastamos menor cantidad de energía de la que consumimos en el día, estamos hablando de un *balance positivo* y, por lo contrario, si gastamos más energía de la que consumimos, nos referimos a un *balance negativo*. Existen ciertas situaciones donde es necesario tener un balance positivo, por ejemplo en el embarazo, la lactancia, la infancia, la adolescencia o cuando por algún padecimiento, enfermedad o lesión hubo una pérdida importante de peso. Por el contrario, es deseable un balance negativo cuando el aumento de peso puede llegar a niveles no saludables.

# ▶ CLIMATERIO

El climaterio es un período de transición que se prolonga durante años, antes y después de la menopausia, como consecuencia del agotamiento ovárico, que pierde con los años la capacidad para producir hormonas (estrógenos), folículos y ovocitos. Durante el climaterio finaliza la cadena de procesos que, desde el mes siguiente a la pubertad, han preparado a la mujer para el embarazo. Hacia el comienzo del climaterio ya se han utilizado todos los folículos ováricos y no se producen las hormonas que regulan el ciclo mensual.

# ▶ COLÁGENO

El colágeno es una proteína dura, parecida a la fibra, que representa el 30% de la proteína corporal y contribuye a la estructura de tendones, huesos y tejidos conectivos.

Existen un grupo de enfermedades del colágeno o colagenosis, entre las que deben destacarse la espondilitis anquilosante, la dermatomiositis, la poliarteritis nodosa, la artritis psoriásica, la artritis reumatoidea, la esclerodermia y el lupus eritematoso sistémico.

## ► ENFERMEDAD AUTOINMUNE

El sistema inmunológico del cuerpo lo protege contra las enfermedades y las infecciones. Sin embargo, en una enfermedad autoinmune el sistema inmunológico ataca las células sanas del cuerpo por error.

Existen más de ochenta tipos de enfermedades autoinmunes, algunas con síntomas muy similares. En muchos casos, los primeros síntomas son fatiga, dolores musculares y fiebre más bien baja. Pero el síntoma clásico de una enfermedad autoinmune es la inflamación, que puede causar enrojecimiento, acaloramiento, dolor e hinchazón.

## ► ENFERMEDAD CELÍACA

La enfermedad celíaca es una enfermedad que se caracteriza por una inflamación crónica del intestino delgado. Está causada por una alergia o intolerancia a la gliadina, una proteína vegetal de algunos cereales. La gliadina es uno de los componentes del gluten (proteína presente en el trigo, la cebada, el centeno, el triticale, el kamut, la espelta y posiblemente la avena). El sistema inmune del individuo hace una reacción en contra en el intestino delgado, causando una reacción inflamatoria de las vellosidades que recubren el intestino e interferencias en la absorción de nutrientes. Los síntomas incluyen diarrea crónica, retraso del crecimiento y/o del desarrollo infantil, disnea, erupciones en la piel, pérdida de peso, cambios en el carácter, vómitos y vientre hinchado. La presencia de gluten en la dieta, incluso en pequeñas cantidades, aumenta el riesgo de presentar graves efectos secundarios a largo plazo.

## ► ENFERMEDAD HORMONAL

El sistema endocrino incluye ocho glándulas principales distribuidas por todo el cuerpo. Estas glándulas producen hormonas. Las hormonas son mensajeros químicos. Viajan a través del torrente sanguíneo hacia los tejidos y órganos regulando el crecimiento y desarrollo, el metabolismo (digestión, eliminación, respiración, circulación sanguínea y mantenimiento de la temperatura corporal), la función sexual, la reproducción y el estado de ánimo.

Si los niveles hormonales están demasiado elevados o disminuidos, o si el cuerpo no responde a las hormonas como debería hacerlo, tenemos una enfermedad hormonal. La enfermedad endocrina más común es la diabetes.

## ▶ ENFERMEDAD METABÓLICA

El metabolismo es el proceso que usa el organismo para obtener o producir energía por medio de los alimentos que ingiere. Ocurre un trastorno metabólico cuando hay reacciones químicas anormales en el cuerpo que interrumpen este proceso. Cuando eso ocurre, es posible que exista exceso de algunas sustancias o déficit de otras necesarias para el mantenimiento de una salud óptima.

## ▶ GLUTAMATO

El glutamato es un aminoácido que forma parte de las proteínas. En el cerebro saludable, el elemento químico glutamato funciona como un neurotransmisor. Un exceso de la cantidad de glutamato en el cerebro puede hacer que las neuronas se sobrecarguen por demasiada excitación, haciendo que despidan elementos químicos tóxicos. Estas sustancias envenenan el ambiente químico de las células circundantes, iniciando la degeneración y muerte celular programada. Se utiliza también como aditivo alimentario (potenciador del sabor) en forma de glutamato monosódico. Puede causar intolerancias.

## ▶ HIPERSENSIBILIDAD

La hipersensibilidad se refiere a una reacción inmunitaria exacerbada que produce un cuadro patológico causando trastornos, incomodidad y, a veces, la muerte súbita. Tiene muchos puntos en común con la autoinmunidad, donde los antígenos son propios. Las reacciones de hipersensibilidad requieren que el individuo haya sido previamente sensibilizado, es decir, que haya sido expuesto al menos una vez a los antígenos causantes de esta hipersensibilidad.

## ▶ MEMBRANA SINOVIAL

La membrana sinovial es la membrana tisular interna que recubre una articulación. Su función principal es secretar líquido sinovial, que lubrica dicha articulación.

## ▶ MIOPATÍAS

La palabra *miopatía* significa "enfermedad del tejido muscular". Más específicamente, las miopatías son enfermedades que ocasionan problemas con el tono y la contracción de los músculos del esqueleto (músculos que controlan los movimientos voluntarios). Estos problemas pueden ir desde la rigidez hasta la debilidad, con diferentes grados de severidad.

## ▶ PROSTAGLANDINAS

Las prostaglandinas son un conjunto de sustancias de carácter lipídico derivadas de los ácidos grasos. Constituyen una función de mediadores celulares, con efectos diversos, a menudo contrapuestos.

Las prostaglandinas deben ejercer su efecto sobre las células de origen y las adyacentes, actuando como hormonas. Sus acciones son múltiples y se pueden resumir en cinco puntos:

1. Intervienen en la respuesta inflamatoria: vasodilatación, aumento de la permeabilidad de los tejidos permitiendo el paso de los leucocitos, antiagregante plaquetario, estímulo de las terminaciones nerviosas del dolor, etc.
2. Aumentan la secreción de mucus gástrico y disminuyen la secreción de ácido gástrico.
3. Provocan la contracción de la musculatura lisa. Esto es especialmente importante en la del útero de la mujer.
4. Intervienen en la regulación de la temperatura corporal.
5. Controlan el descenso de la presión arterial al favorecer la eliminación de sustancias en el riñón.

## ▶ *RASH*

El *rash* es una erupción que se manifiesta con cambios en el color o la textura de la piel.

## ▶ SEROTONINA

La serotonina es un neurotransmisor sintetizado en las neuronas del sistema nervioso central y en el tracto gastrointestinal de los animales y del ser humano. En el sistema nervioso central, se cree que la serotonina representa un papel importante como neurotransmisor. Entre las principales funciones de la serotonina están regular el humor y el apetito mediante la saciedad, equilibrar el deseo sexual y controlar la temperatura corporal, la actividad motora y las funciones perceptivas y cognitivas.

## ▶ SÍNDROME DE COLON IRRITABLE

Es un trastorno gastrointestinal funcional crónico que se caracteriza por episodios recurrentes de dolor abdominal y una alteración del tránsito intestinal. Los síntomas pueden incluir diarrea, estreñimiento, flatulencias y gases abdominales, dificultades para tragar, dolor abdominal, acidez gástrica. No se conoce su causa específica ni se identifica una lesión clara.

## ▶ SÍNDROME DE FATIGA CRÓNICA

El síndrome de fatiga crónica es un trastorno que provoca fatiga extrema. Esta fatiga no es el tipo de cansancio que desaparece después del descanso. Por el contrario, persiste un largo tiempo y limita la capacidad para hacer las tareas cotidianas. El síntoma principal es un cansancio extremo que dura más de seis meses. También se pueden presentar otros síntomas: sentirse mal por más de 24 horas después de haber realizado ejercicio, dolor muscular, problemas de memoria, dolores de cabeza, dolor en varias articulaciones, problemas para dormir, dolor de garganta, ganglios linfáticos inflamados...

## ▶ SUSCEPTIBILIDAD GENÉTICA

La *predisposición genética* o *susceptibilidad genética* es la carga genética que influye en el fenotipo de un organismo individual, o de una especie o población. Técnicamente, se define como el aumento de la probabilidad de padecer una enfermedad en particular. Algunas pruebas genéticas son capaces de identificar a los individuos que están genéticamente predispuestos a padecer ciertos problemas de salud.

## ▶ *TENDER POINTS* (PUNTOS DEFINIDOS)

Son lugares específicos del cuerpo, en el cuello, la espalda, los hombros, la cadera y las extremidades, en los que las personas que padecen fibromialgia pueden sentir dolor como respuesta a una presión ligera. También llamados *puntos neurálgicos*. Son criterio diagnóstico de la fibromialgia.

## ▶ TIREOPATÍAS

La tiroides es una glándula en forma de mariposa ubicada en el cuello. Es una glándula endocrina (que produce hormonas). Las hormonas tiroideas controlan el ritmo de muchas actividades que componen el metabolismo del cuerpo.

Las enfermedades propias de la tiroides son las llamadas *tireopatías*. Una glándula tiroides que no sea lo suficientemente activa provoca *hipotiroidismo*. Una tiroides demasiado activa produce más hormona tiroidea que aquella que el cuerpo necesita. Ese cuadro se llama *hipertiroidismo*.

## ▶ TRIPTÓFANO

Es un aminoácido esencial, lo cual significa que el cuerpo no lo puede producir y se debe obtener de la alimentación.

El cuerpo utiliza el triptófano para ayudar a producir la niacina y la serotonina. Esta última se cree que produce un sueño saludable y un estado de ánimo estable.

El triptófano se puede encontrar en la carne blanca (pavo, pollo), los huevos, el pescado, la leche y los quesos, las nueces, la soja...

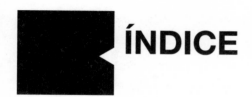

# ÍNDICE